INTERVENCIÓN COMUNITARIA EN ADICCIONES Y SALUD MENTAL

Ayudando a mujeres con depresión

Intervención psicoeducativa

María Asunción Lara • María del Socorro Luna
Maricarmen Acevedo

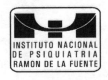

INSTITUTO NACIONAL
DE PSIQUIATRIA
RAMON DE LA FUENTE

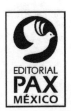

EDITORIAL
PAX
MÉXICO

EL LIBRO MUERE CUANDO LO FOTOCOPIAN

Este libro forma parte del proyecto *Formación de redes de orientadores basada en modelos de intervención comunitaria*, financiado por el Instituto Nacional de Psiquiatría Ramón de la Fuente Muñiz y la Fundación Gonzalo Río Arronte, I.A.P.

Directora del proyecto: Dra. María Elena Medina-Mora
Coordinación técnica: Dra. Patricia Fuentes de Iturbe

Citación sugerida:

Lara, M.A., M.S. Luna, M. Acevedo, 2009. *Ayudando a mujeres con depresión. Intervención psicoeducativa*, México: Instituto Nacional de Psiquiatría Ramón de la Fuente Muñiz, Editorial Pax México.

Los contenidos son responsabilidad de los autores y no necesariamente reflejan la opinión del Instituto Nacional de Psiquiatría Ramón de la Fuente Muñiz

Favor de enviar los comentarios relativos a este libro al correo electrónico mujerdep08@imp.edu.mx.
Para mayor información visite la página web http://www.inpsiquiatria.edu.mx/lms/

COORDINACIÓN EDITORIAL Y PORTADA: Matilde Schoenfeld
FOTOGRAFÍA DE PORTADA: Tomasz Markowsky / Dreamstime.com

© 2009   Instituto Nacional de Psiquiatría Ramón de la Fuente Muñiz
Dirección de Investigaciones Epidemiológicas y Psicosociales
Calz. México-Xochimilco 101
Col. San Lorenzo Huipulco
Delegación Tlalpan, México D.F., 14370

© 2009   Editorial Pax México, Librería Carlos Cesarman, S.A.
Av. Cuauhtémoc 1430
Col. Santa Cruz Atoyac
México DF 03310
Teléfono: 5605 7677 • Fax: 5605 7600
editorialpax@editorialpax.com • www.editorialpax.com

Primera edición
ISBN 978-607-7723-10-3
Reservados todos los derechos
Impreso en México / *Printed in Mexico*

Índice

Presentación   vii

Prefacio   ix

Unidad 1. Programa de Intervención Psicoeducativa:
   antecedentes y marco conceptual   1
   Objetivos   2
   Introducción   3
   Antecedentes del Programa   3
     Estudios acerca de la sintomatología depresiva
       en mujeres   4
     Diseño y evaluación del libro *¿Es difícil ser mujer?*
       Una guía sobre depresión   6
     Diseño y evaluación del Programa de Intervención
       Psicoeducativa   7
     Diseminación del Programa   8
     Evaluación de la diseminación e impacto
       del Programa   8
   Marco conceptual del Programa   9
     Modelo de Intervención Psicoeducativa   9
     a. Componente educativo   10
     b. Componente psicológico   11
     c. Componente grupal   13
     d. Perspectiva de género   13
     Diferencias por género en depresión   14
     Ejemplos de cómo se aborda la perspectiva
       de género   16
   ¿Qué es la depresión?   17
     Datos epidemiológicos nacionales   17
     Los costos de la depresión   18
     Usos del término depresión   19
     Síntomas de la depresión y diagnóstico diferencial   19
     Modelo multicausal de la depresión   20
     Factores biológicos   21
     Condiciones de desarrollo infantil   21
     Acontecimientos de la vida (sucesos vitales)   22
     Factores sociales   22

Condición social de la mujer (condición de género
femenino) 23

Unidad 2. *¿Es difícil ser mujer? Una guía sobre depresión:*
experiencia personal de la lectura del libro 25
    Objetivos 26
    Introducción 27
    Experiencia personal de la lectura del libro 27

Unidad 3. Características y condiciones para la aplicación
del Programa 31
    Objetivos 32
    Introducción 33
    Características generales del Programa 33
      ¿Por qué una estrategia grupal? 34
      ¿Por qué ocho sesiones? 34
      Objetivos de la intervención 35
      ¿A qué personas va dirigida? 35
      Evaluaciones del taller y de la orientación individual . . . 36
      ¿Cómo llegan las personas a la intervención? 36
      Perfil y funciones de la facilitadora para la aplicación
        del Programa 36
      Momentos de la contención 42
      Ejemplo de contención 43
      Aspectos importantes al ofrecer contención 48
    Condiciones necesarias para la aplicación del Programa . . 49
      Consideraciones previas a la aplicación del Programa . . 49
      Sobre la dinámica de la intervención 50

Unidad 4. Dinámica de trabajo por sesión 53
    Objetivos 54
    Introducción 55
    Dinámica de trabajo de cada una de las sesiones 55
    Sesión 1 56
    Sesión 2 66
    Sesión 3 72
    Sesión 4 78
    Sesión 5 86
    Sesión 6 92
    Sesión 7 99
    Sesión 8 103

Unidad 5. Orientación individual 109
    Objetivos 110

Introducción 111

¿De dónde surge? 111

Aspectos positivos 111

Características de la orientadora 111

Descripción de la intervención individual 112

Fases 112

Procedimiento 112

Acerca de los recordatorios 114

Para finalizar 114

Entrevistas posteriores 115

**Unidad 6. Depresión en mujeres y abuso de drogas,
alcohol y tabaco** 117

Objetivos 118

Introducción 119

El consumo de drogas en mujeres 119

Factores de riesgo 120

Consecuencias 120

Consumo de drogas, embarazo y maternidad 120

Sugerencias para la atención 121

El consumo de alcohol en mujeres 122

Factores de riesgo 123

Consecuencias 123

Sugerencias para las mujeres que abusan del alcohol . . . 123

El consumo de tabaco en mujeres 125

Factores que influyen 125

Efectos del tabaquismo en las mujeres 126

Medidas preventivas 126

*Anexo A. Evaluaciones del programa y de la orientación
individual* 129

Anexo B. Folleto/cartel 146

Anexo C. Recordatorios 147

Bibliografía 149

Acerca de las autoras 153

Presentación

Este manual está dirigido a profesionales que deseen instrumentar el *Programa de Intervención Psicoeducativa para mujeres que padecen depresión.* Dicho programa se desarrolla de manera grupal con base en el libro *¿Es difícil ser mujer? Una guía sobre depresión* (Lara *et al.*, 1996). Aquí encontrará la orientación necesaria para conducir con efectividad talleres (grupos) para mujeres que presentan depresión.

El programa ha sido desarrollado con base en los resultados de una evaluación sistemática con numerosas mujeres.

El manual está dividido en seis unidades temáticas:

1. Programa de Intervención Psicoeducativa: antecedentes y marco conceptual.
2. *¿Es difícil ser muje*r? *Una guía sobre depresión.* Experiencia personal de lectura del libro.
3. Características y condiciones para la aplicación del Programa.[1]
4. Dinámica de trabajo en cada una de las sesiones.
5. Orientación individual.
6. Depresión en las mujeres y el abuso drogas, alcohol y tabaco.

En la primera unidad se presentan los antecedentes y el marco conceptual en los que surge el *Programa de Intervención Psicoeducativa.* En la segunda, se proporcionan las instrucciones para realizar la lectura del libro *¿Es difícil ser mujer? Una guía sobre depresión* (libro base de la intervención), ya que vivenciar y reflexionar sobre su experiencia personal de lectura es fundamental para comprender la utilidad y el sentido de este material, durante la aplicación de la intervención con el grupo de mujeres. En la tercera, se describen las características y condiciones en que opera el Programa. En la cuarta, se describen con detalle cada una de las ocho sesiones en que está estructurada la intervención. En la quinta, se presenta una modalidad de intervención breve e individual, la cual ha sido evaluada, mostrando también resultados positivos.

---

[1] Se usará Programa como sinónimo de Programa de Intervención Psicoeducativa.

En la sexta unidad se aborda el tema de la depresión en las mujeres y su relación con el abuso de drogas, alcohol y tabaco, debido a la alta correlación que existe entre estos problemas. Se ha visto, por ejemplo, que las mujeres que experimentan depresión están en alto riesgo de consumir estas sustancias, y a su vez, las mujeres consumidoras, presentan depresión con frecuencia.

La intervención que proponemos tiene, por lo tanto, una función más, que es la de prevenir el uso de drogas, alcohol y tabaco en las mujeres que presentan depresión, así como mejorar la efectividad de los tratamientos contra las adicciones, en los que se encuentran las mujeres usuarias de estas sustancias y, que además, según refieren, cuentan con síntomas depresivos. En esta última situación, es importante destacar que el Programa sólo puede considerarse como una ayuda adicional al tratamiento especializado en el que están (o debieran estar) estas mujeres.

Aunque este Programa ha sido planeado para desarrollarse dentro de un contexto de atención a la salud, consideramos que puede ser bien utilizado en otros ámbitos, en cuyo caso le sugerimos considerar los siguientes aspectos:

1. De antemano hay que contar con un directorio de servicios de salud mental y establecer contactos con los prestadores de estos servicios, para que pueda canalizar los casos que así lo ameriten.

2. Si no cuenta con estudios profesionales en los siguientes campos: psicología, psiquiatría, enfermería psiquiátrica, trabajo social o desarrollo humano, lo mejor será que cuente con:

   a. Experiencia conduciendo grupos.
   b. Conocimientos básicos de psicopatología.
   c. Conocimientos sobre estudios de la mujer y de género.
   d. La supervisión de alguna persona con experiencia en el campo.

Esperamos que esta obra sea de utilidad para conducir talleres de manera eficaz y eficiente, y que al igual que otras profesionales que realizan este trabajo, usted encuentre gran satisfacción personal en realizarlo.[2]

---

[2] A lo largo del manual haremos referencia a las facilitadoras, por ser a quienes se orientó en un principio la aplicación de este programa de intervención. Es importante aclarar que bajo esta denominación incluimos a los facilitadores, quienes actualmente también aplican este programa.

Prefacio

Esta obra ha sido actualizada y enriquecida a partir de la experiencia de su aplicación en capacitaciones a profesionales de la salud mental (realizadas desde el año 2001, cuando se editó por vez primera).[3]

La presente edición tiene varias modificaciones con respecto a la primera: sugiere trabajar un mayor número de sesiones con las mujeres, incorpora algunos ejemplos que ilustran las actividades de la facilitadora, a su vez, contiene algunos ejercicios que le permitirán tener un primer acercamiento a lo que será su aplicación. Incluye además información más amplia acerca de los antecedentes del Programa de Intervención Psicoeducativa.

Un aspecto adicional en esta nueva edición es la unidad cinco, la cual presenta puntos importantes acerca de la depresión en las mujeres cuando ésta va ligada al abuso de drogas, alcohol o tabaco, ello con base en el conocimiento de que las mujeres que presentan depresión con frecuencia se encuentran en riesgo de abusar de dichas sustancias, y de que las mujeres que abusan de las mismas a menudo presentan depresión.

Por lo anterior, estamos seguros de que esta información será de utilidad para instruir a las asistentes a los grupos en estos aspectos, para que así se les pueda canalizar, si es que se encuentran en una situación de abuso de sustancias, a una atención especializada (nosotros coadyuvamos con este programa a su tratamiento).

Esperamos que el material que ahora tiene en sus manos sea de gran utilidad para el trabajo con grupos de mujeres.

---

[3] Lara, M.A., Acevedo, M., Luna, S. (2001) *Guía didáctica para el trabajo de grupo ¿Es difícil ser mujer? Una guía sobre depresión*, Editorial Pax México, México.

La elaboración de dicho manual recibió financiamiento del Consejo Nacional de Ciencia y Tecnología (Conacyt, 26026-H)

Unidad 1

Programa de Intervención Psicoeducativa: antecedentes y marco conceptual

Objetivos

- Ubicar los antecedentes en el cual surge y se desarrolla el Programa de Intervención Psicoeducativa.

- Identificar el marco conceptual que sustenta el Programa, con base en los componentes que lo definen.

- Definir qué es la depresión y cuáles son sus característi-cas: costos, prevalencia, niveles de la depresión, enfoque multicausal de la depresión.

- Propiciar la formación de un criterio personal y profesio-nal sobre el problema de la depresión con base en el co-nocimiento científico que sustenta esta propuesta de in-tervención.

Introducción

La presente unidad le proporciona el contexto en el que surge y se desarrolla este Programa. Su lectura le permitirá ubicar de manera clara su orientación, el marco conceptual en que se sustenta, así como identificar el concepto de depresión y conocer sus características.

Lea detenidamente, tome nota y si desea profundizar en la información aquí brindada, solicite artículos relacionados con el tema al Centro en Salud Mental y Adicciones del Instituto Nacional Ramón de la Fuente Muñiz al siguiente correo electrónico: cisma@imp.edu.mx

Antecedentes del Programa

Primero se identificarán los elementos que integran la propuesta de intervención, los cuales se han derivado de un importante proceso de traducción de datos de investigación científica y se han transformado en materiales para la aplicación de la intervención.

Los estudios* que precedieron y dieron pie al desarrollo del Programa se señalan en la siguiente secuencia cronológica:

1. Estudios acerca de la sintomatología depresiva en mujeres.
2. Diseño y evaluación del libro *¿Es difícil ser mujer? Una guía sobre depresión.*
3. Diseño y evaluación del Programa de Intervención Psicoeducativa para mujeres que presentan depresión.
4. Diseminación del Programa a través de la estrategia de capacitación a profesionales de la salud mental para el manejo de dicho programa.
5. Evaluación de la diseminación e impacto del Programa.

A continuación presentamos el desarrollo cronológico del Programa de Intervención Psicoeducativa así como sus resultados más significativos.

---

*La bibliografía consultada se encuentra al final de este libro.

Estudios acerca de la sintomatología depresiva en mujeres

A mediados de la década de los años ochenta se comenzó a trabajar en una línea de investigación acerca de los *estereotipos de género* prevalecientes en nuestra sociedad. Entre los resultados más importantes:

- Se observó una prevalencia de estereotipos de género independientes de la edad y del nivel socioeconómico, así como de la pertenencia urbana o rural; esto es, los hombres se adjudicaron más estereotipos considerados como masculinos (asertivo-pragmático y machista) y las mujeres los femeninos (afectivo-tierno y sumiso).
- Hubo quienes se definieron con los estereotipos correspondientes a ambos géneros (andróginos); es decir, con rasgos masculinos (asertivos-pragmáticos) y femeninos (afectivos-tiernos e interesados en las relaciones interpersonales). Estas personas mostraron una mejor salud mental que las personas que mantuvieron un apego exclusivo al estereotipo propio de su sexo.

Posteriormente se participó en un proyecto interinstitucional acerca de los efectos del trabajo extradoméstico y la salud infantil, mediante una investigación sobre las repercusiones que tenía trabajar fuera del hogar en la salud mental de madres e hijos(as).

Algunos resultados fueron:

- Entre las enfermeras y amas de casa que conformaron la muestra del estudio, se encontró una alta presencia de síntomas depresivos por encima de los estándares comparativos nacionales. Aunque existen diferentes explicaciones que intentan dar cuenta de estos resultados, se estimó que el motivo podían ser las crisis económicas recurrentes, además de la situación estresante de estas mujeres, quienes tenían en casa al menos un hijo menor a seis años.
- Las amas de casa tuvieron más síntomas de depresión que las mujeres con trabajo extradoméstico. Otros estudios también reportaron un papel positivo del trabajo remunerado en la salud de las mujeres, debido no sólo a las ganancias directas del ingreso, sino también a las secundarias como el sentimiento de logro, el reconocimiento de los demás, así

como un mayor acceso a una red social de apoyo, entre otros factores.

- No se encontraron diferencias de salud mental entre los hijos de madres con trabajo extradoméstico y las que trabajan en casa. Estos resultados fueron muy importantes, pues desmitificaron el impacto negativo que con frecuencia se adjudica al trabajo de la madre fuera del hogar.

- Después de las entrevistas se buscó a las mujeres que participaron en la investigación, para entregarles un escrito con los principales resultados obtenidos, lo que permitió que ellas mismas analizaran y evaluaran sus experiencias y creencias acerca de aspectos como: la depresión, sus papeles de género y sus relaciones con la pareja y los hijos. Se observó en ellas una gran necesidad de ayuda para resolver sus problemas emocionales y familiares, pues fue evidente que casi ninguna había utilizado algún tipo de servicio de salud mental.

Específicamente, y en relación con el uso de servicios de salud mental, se encontraron aspectos clave que les impedía ser atendidas de manera adecuada:

- Desconocimiento de los síntomas depresivos.
- Desconocimiento de a qué profesionista debían consultar.
- En caso de saberlo, no tenían información de opciones serias de atención a su problemática que no consistiera únicamente en recibir una ayuda con tratamiento farmacológico e incluso minimizar la problemática en torno a la depresión.
- No contar con seguridad social o escasez de recursos económicos para obtener atención privada o, en su caso, para trasladarse desde su casa con sus hijos hasta algún centro de atención.
- Falta de redes de apoyo para que alguien cuidara a sus hijos mientras ellas acudían a consulta.
- Poca disponibilidad de tiempo, considerando traslados y consulta.
- Finalmente, pero no menos importante, el lugar (último) que ellas y sus familias dan a la atención de la salud de las mujeres en general, y de ellas como madres en particular; menos aún en el caso de la salud mental, pues si había disponibilidad, recursos y voluntad, se destinaban en primer

lugar a los hijos, después a los abuelos, a los esposos y, por último, a ellas.

Diseño y evaluación del libro ¿Es difícil ser mujer? Una guía sobre depresión

En el contexto descrito, y a partir del análisis de estas limitaciones, se pensó en diseñar un material educativo acerca de la depresión dirigido a mujeres de sectores populares, que sobre todo fuera una herramienta de autoayuda.

El material educativo tomó la forma de libro ilustrado con caricaturas con el título de *¿Es difícil ser mujer? Una guía sobre depresión*. Dicho trabajo, además de incluir los aspectos comúnmente contemplados por textos similares, es sensible a nuestra cultura e incluye la condición de género como factor de gran importancia dentro de la etiología de la depresión en las mujeres. Este libro tiene las siguientes características:

- Es un documento dirigido a mujeres de cualquier nivel de escolaridad.
- Su estructura es didáctica.
- Está escrito con un lenguaje accesible y ameno.
- Está ilustrado con caricaturas, lo que le permite ser más comprensible y motivar su lectura.

Para lograr lo anterior, se integró un equipo multidisciplinario sensible a las cuestiones de género, con especialistas en psicología clínica y educativa, y diseño de materiales educativos y gráficos. Las caricaturas se realizaron con base en guiones derivados de la información teórica reunida como sustento del material. El libro aborda los temas que explican la depresión, las causas de la misma y propone actividades que ayudan a disminuirla.

El desarrollo de dicho libro incluyó la evaluación preliminar de 40 profesionales de la salud mental y 45 usuarias potenciales, mediante la técnica de grupos focales. Durante la conducción de éstos, se observó que las mujeres entrevistadas no tenían interés en hablar de los aspectos formales del material (formato, imágenes, lenguaje, entre otros), sino que deseaban contar sus experiencias personales, así como analizar, discutir y reflexionar la temática presentada en el texto. Con esto quedó claro que el libro resultó idóneo para ser utilizado por grupos de mujeres, ya que permitió la posibilidad de abordar temas de gran importancia para ellas.

Diseño y evaluación del Programa de Intervención Psicoeducativa

Con base en los resultados señalados se diseñó el *Programa de Intervención Psicoeducativa* para mujeres con síntomas de depresión basado en el libro mencionado. En el apartado Marco conceptual del Programa (pág. 9), se presentan las características de dicho programa, el cual se evaluó en las siguientes etapas:

Evaluación del programa de intervención

Etapa	Objetivo	Principales resultados
1. Estudio de factibilidad (n = 30).	Evaluar la intervención con mujeres que solamente tuvieran síntomas de depresión, como estrategia de prevención.	• Muchas mujeres que aceptaron participar ya padecían depresión. • Hubo una disminución en los síntomas depresivos.
2. Estudio comparativo entre la intervención grupal (n = 93) y una intervención individual mínima (n = 42).	Determinar si el método era eficaz en dos modalidades distintas.	• Reducción significativa de los síntomas depresivos. • Utilizaron las sugerencias de autoayuda. • Reportaron que la intervención influyó en su vida. • Mejoró su estado de ánimo y cambió su manera de pensar. Manifiestan que ahora se conocen y aceptan mejor, además de que obtuvieron información.
3. Efectos a largo plazo (n = 40 participantes de la etapa dos).	Determinar la temporalidad o permanencia en los cambios reportados en la etapa dos.	• El nivel de síntomas depresivos no mantuvo el nivel que se logró después de la intervención, pero tampoco aumentó a los niveles anteriores a la intervención. • La autoestima sí se mantuvo en buen nivel a lo largo del tiempo.

Diseminación del Programa

Una vez evaluado el programa se decidió diseminarlo a través de cursos de capacitación a profesionales de la salud mental en diversos ámbitos. Para este fin se diseñó esta obra como un manual en su primera edición y se diseño un curso de capacitación. Desde 1998 a 2005 se ha capacitado a 672 profesionales por medio de 18 cursos, los cuales se distribuyeron en distintas ciudades de nuestro país y en algunos estados de la unión americana.

Evaluación de la diseminación e impacto del Programa

La evaluación cuenta con algunos datos preliminares correspondientes a 35 profesionales entrevistados en 2004 que recibieron la capacitación de este programa.

Éstos son sus comentarios::

1. La experiencia de manejo del programa no es percibida como una actividad meramente instrumental, pragmática o mecánica; su aplicación es asumida como una actividad crítica, comprometida y responsable, lo cual resulta detonante de procesos de reconstrucción conceptual e instrumental de la propia práctica en el campo de la salud mental.
2. En el nivel institucional, a partir de la instrumentación del programa, se ha agilizado la atención a la salud mental y existe un reconocimiento tanto de la institución como del profesional de la salud, además de la comunidad que ha sido beneficiada.
3. Las profesionales que aplican el programa se muestran satisfechas y motivadas con la aplicación del mismo, habiendo expresado su entusiasmo al observar los resultados obtenidos.
4. Reconocen que la intervención es una alternativa viable y altamente confiable en el trabajo de la depresión de hombres y mujeres, lo que les abre nuevas perspectivas de trabajo.
5. La impartición de los grupos motiva y despierta en las facilitadoras el interés por prepararse en algunos temas, y las estimula para crear sus propios recursos de apoyo, de acuerdo con su experiencia y conocimiento de los grupos.

Marco conceptual del Programa

Modelo de Intervención Psicoeducativa

Los componentes de la intervención psicoeducativa son cuatro, y aunque están íntimamente relacionados, es importante delimitar las características de cada uno de ellos (Figura 1.1).

La propuesta enfatiza los procesos educativos e integra algunas técnicas terapéuticas al promover actividades de tipo cognitivo y conductual, orientadas a mejorar el estado emocional de las mujeres y a reducir los síntomas de depresión. Asimismo, el trabajo grupal bajo un enfoque psicoeducativo propicia procesos interpersonales, los cuales juegan un importante papel para la ubicación clara de las expectativas de la intervención entre las mujeres participantes, así como la creación de un espacio grupal para la expresión de emociones y sentimientos, y el hecho de que las mujeres observen que no son las únicas que presentan depresión.

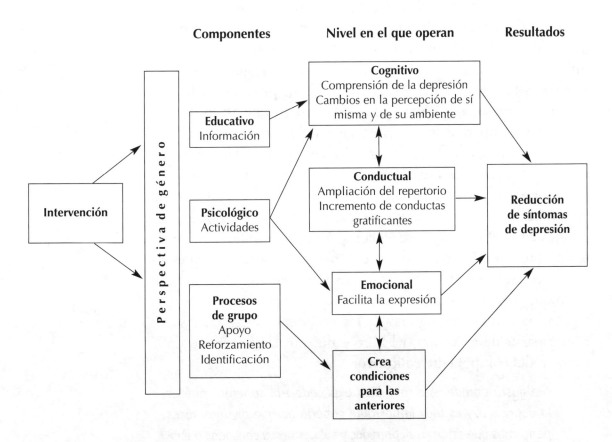

Figura 1.1. Modelo de Intervención Psicoeducativa.

a. Componente educativo

Este componente gira en torno a la lectura del libro *¿Es difícil ser mujer? Una guía sobre depresión*, que provee la información para entender qué es la depresión a partir de tres aspectos fundamentales: su manifestación, sus causas y las estrategias para salir de ella.

Para comprender la depresión, ésta se explica desde una perspectiva multicausal, en la cual se contemplan los siguientes factores: biológicos, las experiencias de la infancia, los acontecimientos de la vida y los factores sociales y de género.

Uno de los propósitos de la obra citada es socializar la información de la depresión en el grupo de mujeres, mediante su lectura, pues allí se puede reflexionar acerca de la propia condición personal, social y de género, lo que significa un elemento relevante capaz de influir favorablemente en las actitudes y formas de actuar de la mujer.

Otro aspecto a favor del libro es que concibe a las mujeres como sujetos de aprendizaje y no sólo como objetos de enseñanza desde el aspecto educativo.

Una de las funciones de la facilitadora (que es quien guía las sesiones), es crear las condiciones necesarias para la comprensión de lo que es la depresión y cuáles son sus síntomas, los factores que influyen para que ésta se presente, así como lograr que las mujeres reconozcan lo que pueden hacer mediante los procesos de lectura y reflexión personal y grupal y, en los casos en que así lo deseen, escriban y compartan sus experiencias y reflexiones.

Un personaje del libro, "la comadre", es quien orienta en el uso del libro y guía a las mujeres durante su lectura. Ella representa una especie de fiel acompañante que narra y motiva a las lectoras para la realización de cada uno de los ejercicios y reflexiones contenidos en el libro. Con base en la experiencia de aplicación de este programa se ha observado que este material educativo representa un elemento detonador de intereses y necesidades de expresión de lo que piensan y sienten las mujeres.

Las siguientes son algunas de las experiencias expresadas por ellas a partir de la lectura del libro e ilustran la efectividad de la función del componente educativo:

- *Me gustó porque está muy bien explicado. Ahí sabemos qué es la depresión, y es muy importante saberlo porque algunas veces pensamos que estamos deprimidas y sólo estamos cansadas o enojadas.*

- *Cuando tenía el libro en mis manos no me acordaba de nada, y mientras lo leía lo comparaba con mi vida y hay algunas cosas que te hacen entrar en conflicto, como sentimientos acerca de situaciones que ya pasaron.*
- *Algo que me ayudó del libro fueron los dibujos, en la parte donde La comadre habla de la muerte de su madre. Por momentos me veía a mí misma en algunas partes, como si parte de mí estuviera dentro del libro.*

En pocas palabras, comentan acerca de lo que hasta ese momento no se habían dado la oportunidad de hacer:

- *Que pensemos en una y que hagamos una evaluación de nosotras mismas, para saber qué es lo que está fallando y qué la pone a una mal. Hacemos un alto y nos ponemos a ver cuánto valemos y podemos corregir. Todos tenemos fallas desde pequeños. Fallas que salen a relucir a veces cuando ya somos adultos con hijos; todos tenemos problemas pero no los voy a dejar ahí, sino que los vamos a tratar de solucionar.*

b. Componente psicológico

Este componente está representado por las actividades o ejercicios orientados a promover cambios en las mujeres en relación con su manera de pensar, con su conducta y sus creencias. Asimismo, como parte de este componente, destaca el hecho de que las mujeres se den un tiempo, lo cual significa no sólo asistir al taller, sino darse un espacio para realizar la lectura del libro, realizar los ejercicios, así como escribir. Cada una de estas actividades adquiere un significado relevante para las mujeres, ya que estos tiempos y espacios son momentos dedicados a la expresión de sus pensamientos y emociones, lo cual, como se ha comprobado, contribuye a la disminución de los síntomas de depresión y a mejorar su autoestima.

Una de las actividades importantes que promueve es escribir, que permite a las mujeres reestructurar sus pensamientos y sentimientos y poder expresarlos. Asimismo, son capaces de compartir sus escritos en un contexto seguro, como el que se crea en el grupo, disminuyendo de manera importante el hecho de que los sentimientos en torno a situaciones no resueltas obstaculicen el desempeño óptimo de las actividades que realizan normalmente.

Otras actividades del componente psicológico son las que se presentan en el capítulo seis del libro base, cuyo propósito es modificar esos aspectos de la vida en las mujeres que han contribuido o que pudieran hacerlo, para que se presente la depresión.

Algunos resultados obtenidos luego de la aplicación de estas técnicas psicológicas son los siguientes:

1. Una reducción significativa de la depresión, por medio de las intervenciones grupal e individual.
2. Que un elevado número de mujeres utilicen las sugerencias de actividades como: leer el libro por su cuenta, darse tiempo para ellas mismas, utilizar la escritura como medio para resolver sus problemas, hablar con otras personas acerca de sus problemas y realizar los ejercicios de reflexión y cognitivo conductuales.
3. A su vez, las mujeres externaron que el taller ejerció gran o alguna influencia en su vida, debido a que después de la lectura entienden y enfrentan mejor sus problemas. Comentan que mejoró su estado de ánimo, que cambió su manera de pensar, que ahora se conocen y aceptan mejor, además de que obtuvieron información valiosa.
4. Las mujeres desarrollan conductas asertivas y su autoestima aumenta.
5. Ahora ellas toman decisiones importantes para su vida.

Las mujeres que han participado en el programa de intervención han reportado lo siguiente:

• *Para mí fue muy importante por varias razones, entre ellas, es que siento que he aprendido a analizarme, no te voy a decir que he cambiado, estoy tratando de cambiar. En lo que sí he cambiado mucho, es que para mí venir aquí fue un reto muy importante porque yo ni siquiera me subía al metro, entonces me extraña de verdad esto que estoy haciendo.*

• *Antes que nada, gracias a todas por escuchar todos los comentarios que hice. A mí me ha servido mucho. Esto es bueno porque no pensé que yo iba a poder hablar de los resentimientos que tuve desde chica y todo eso. Con este libro me he dado cuenta de que hay cosas que tengo que aprender, como a ser menos perfeccionista, a entender a los demás. Y pues conociendo los casos de todas me doy cuenta de que no estoy sola, que también hay otros casos y que lo importante es salir adelante. Muchas gracias.*

• *Pude lograr controlar y poner en su lugar las cosas, en otras palabras, salí adelante. Empecé a trabajar en mí y a no sentirme*

pisoteada ni a permitir que otros pasaran sobre mí, empecé a exigirles respeto y a que me trataran como yo quiero ser tratada.
- *Para mí también fue útil. Yo realmente he disfrutado las sesiones porque los sentimientos expresados no han sido malos, no me causan dolores de cabeza; ahora me siento muy tranquila y feliz. Estoy muy feliz y ahora me dedico tiempo a mí misma.*

c. Componente grupal

En esta propuesta de intervención son muchas las posibilidades que brinda el trabajo grupal; entre ellas, la de compartir y socializar los conocimientos y experiencias para la comprensión y puesta en marcha de cambios que permitan a las mujeres salir de su depresión.

Este componente enfatiza la creación de las condiciones para la aplicación del Programa en un clima de confianza y de respeto, por medio de reglas firmes para el funcionamiento del grupo.

Un ambiente de confianza significa que las mujeres logren identificarse con el grupo, que sientan apoyo en todo momento, y que se sientan estimuladas y libres para expresar sus sentimientos y dificultades.

Las participantes han valorado positivamente que la conducción del grupo por parte de la facilitadora *oriente, dé tiempo, apoye, sugiera, sea asertiva, que lleve bien el grupo, que sea clara, objetiva, que haga reflexionar, que sea ubicada, que sea mujer, así como su puntualidad y que tenga experiencia.*

Como resultado de la creación de este clima favorable, el grupo ha podido expresar sus sentimientos y problemas, escuchar los problemas de otras mujeres y percatarse de que no son las únicas que los tienen. Otro aspecto positivo del buen desempeño de la facilitadora que les ayudó, fueron *las reflexiones que se presentan al final de cada capítulo del libro base, el cual da ánimo, además de que permite la convivencia con las demás.*

d. Perspectiva de género

En este modelo de intervención, el manejo de una perspectiva de género es fundamental, pues fomenta una reflexión personal y grupal de la condición social de la mujer, que tiene una influencia significativa en la presencia de la depresión, y en general, en la salud mental de las mujeres.

Para efectos de esta intervención, la perspectiva de género alude al conjunto de ideas, creencias, representaciones y atribuciones sociales, construidas a partir del entorno cultural y cuya base es la diferencia sexual que distingue a hombres y mujeres.

En estudios previos y durante la aplicación de esta intervención, se ha constatado que existe una estrecha relación entre el género y la salud y la enfermedad mental, en virtud de que el género interconecta y profundiza las disparidades asociadas con otros determinantes como los aspectos socioeconómicos (el ingreso económico, el empleo y la posición social), que influyen en los recursos con que cuentan las mujeres para la atención de su salud. Asimismo, la condición de género afecta diferencialmente el grado de poder y control que los hombres y mujeres tienen sobre dichos determinantes, en cuanto a su acceso a los recursos y el estatus.

El género permite explicar diferencias en:

- Susceptibilidades.
- Exposición a factores de riesgo de padecer trastornos mentales.
- El curso de la salud mental.

Diferencias por género en depresión

1. Prevalencia de la depresión en hombres y mujeres. Existen ciertas diferencias en la prevalencia, manifestación, factores de riesgo y manera de enfrentar la depresión entre hombres y mujeres. Aunque es cierto que el curso y la severidad de la depresión son similares entre mujeres y hombres, la mayor diferencia entre ambos es que las mujeres tienen mayor probabilidad de experimentar un primer episodio depresivo, de presentar un mayor número de síntomas y malestar asociado con los mismos; además de presentar mayor comorbilidad, la cual se manifiesta en las mujeres en forma de ansiedad y trastornos en la alimentación, mientras que en los hombres se manifiesta a través del alcoholismo.

2. Manifestación de la depresión en mujeres y hombres. Hombres y mujeres presentan depresión, aunque la forma en que ésta se manifiesta es distinta. Las mujeres suelen expresar mayor enojo y manifiestan síntomas somáticos, poca energía, afectación en su calidad de sueño y la falta de éste, palpitaciones, mayor emotividad, llanto y, en general, daño en su salud, en tanto que los hombres tienen menores episodios de llanto, se aíslan y reducen su comunicación verbal y manifiestan mayor necesidad de consumir alcohol, así como indisposición para trabajar.

En relación con la manera de enfrentar la depresión, las mujeres dan salida a sus emociones por medio de la religión, mientras que los hombres lo hacen por medio de los deportes y el consumo de alcohol.

3. Factores de riesgo que explican la mayor prevalencia de depresión en las mujeres. Entre los factores de riesgo que ayudan a explicar la mayor prevalencia de depresión en las mujeres están:

a. **Víctimas de violencia.** La infancia es la etapa en la cual se reporta el mayor índice de violencia de la que son víctimas la mujeres, siendo la más frecuente y dañina la violencia sexual. La prevalencia de violencia contra la mujer en su vida va de 16% a 50%, y por lo menos, una de cada cinco mujeres sufre violación o intento de violación a lo largo su vida.

b. **Mayor proporción en estado de pobreza.** En comparación con la población masculina, existe un mayor número de mujeres que viven en estado de pobreza. Las mujeres constituyen un 70% de la población pobre del mundo.

c. **Estatus social más bajo o de subordinación.** En la sociedad la mujer es mantenida en un estado de subordinación respecto al varón.

d. **Proveedoras de cuidados a los demás.** Las mujeres tienen la responsabilidad de proveer de cuidados a los demás en términos de apoyo, afecto o ayuda relacionados con la salud. Por ejemplo, en caso de enfermedad física o mental dentro de la familia, se atribuye a las mujeres esta responsabilidad, situación que constituye otra carga que se suma a todas sus actividades, rebasando sus recursos emocionales.

Otros factores de riesgo de depresión son los siguientes:

1. Papeles de género. Se ha encontrado una mayor presencia de síntomas de depresión en mujeres que adoptan este papel tradicional de sumisión, pasividad y dependencia, más frecuente en las mujeres que viven en pobreza.

2. Apoyo social. Se ha observado que el apoyo social es igualmente importante en ambos géneros como factor protector contra la depresión.

3. Factores genéticos. Aunque en estudios iniciales no se encontraron diferencias entre hombres y mujeres en cuanto a vulnerabilidad genética, cuando se utilizó una definición más amplia de depresión, la investigación científica reportó que los factores genéticos tuvieron un papel mayor en la depresión de las mujeres. Sin embargo, se necesitan más estudios para ratificar estos resultados.

4. Cambios hormonales. Estos cambios relacionados con la menstruación, posparto y climaterio, tienen efectos en el estado de ánimo, aunque a la fecha no se ha podido determinar que éstos sean responsables de la mayor prevalencia de trastornos afectivos en las mujeres.

Así pues, este Programa de Intervención Psicoeducativa propicia en las mujeres una reflexión permanente acerca de los diversos aspectos de su vida y coadyuva a generar cambios positivos en torno a lo que significa ser mujer, expresado por medio de sus creencias, sentimientos, actitudes, la manera de responder ante los problemas, así como la forma en que han asumido su papel de hijas, madres y esposas, de acuerdo con el conjunto de normas y prescripciones sociales y culturales.

Ejemplos de cómo se aborda la perspectiva de género

1. En el capítulo cinco de la obra *¿Es difícil ser mujer? Una guía sobre depresión*, Condición social de la mujer (páginas 80 a 121) se abordan contenidos referidos a la forma como se enseña a ser mujer durante diversas etapas de la vida como la niñez, adolescencia y la adultez, además de que se reflexiona acerca de las experiencias de las mujeres en torno a la sexualidad, la relación de pareja, la maternidad, la depresión post parto, la menopausia, el rol de ama de casa, el trabajo fuera del hogar, el hecho de cuidar de otros, el alcohol y las drogas en relación con la mujer.

2. En el capítulo seis, los ejercicios invitan a hacer una revisión de las creencias de lo que es ser mujer, de lo que es el amor y acerca del sufrimiento.

En los talleres impartidos se ha observado en las mujeres que el reconocimiento de su condición de género les ha permitido analizar desde diversos ámbitos de su vida (laboral, familiar, en su relación de pareja, entre otros) el lugar que se les ha asignado, el trato que han recibido y las funciones que han desempeñado por ser mujeres. Esta condición es asumida, la mayoría de las veces, como una actitud natural basada exclusivamente en términos de género (ser hombre o mujer); es decir, que se apoya en la falsa creencia de que las diferencias en sus funciones biológicas determinan sus características intelectuales, morales y psíquicas.

Los siguientes comentarios han sido externados por las mujeres durante las sesiones grupales:

- *A mí me han contado que cuando nací salieron a decirles: "fue niña" y que mi hermano dijo: "otra escuincla chismosa". O sea, ya es algo que tenemos muy marcado.*
- *Por ejemplo, mi suegra siempre me dice: "pues mis hijos tienen la libertad de andar con quien quieran, y si quieren traer a otras mujeres a la casa que las traigan, porque ésta es su casa y si las dejan a ustedes, pues es su problema porque yo sé que si mi hijo te deja, dándose la vuelta lo está esperando otra.*
- *Muchas mujeres que yo conozco dicen: es que ¿cómo? ¿Cómo voy a dejar a mi esposo? ¿Y luego cómo le hago para conseguir trabajo y mantener a mis hijos?*

¿Qué es la depresión?

La depresión es uno de los problemas más importantes de salud mental y el que mayor discapacidad produce; en la mayoría de los países se presenta dos veces más en mujeres que en hombres.

Datos de diversos países informan que el nivel de prevalencia de la depresión es entre 1.3% y 12.7% en los varones y entre 2.4% y 25.8% en las mujeres. Los trastornos depresivos severos de por vida son de 3.9% en los varones y de 8.0% en las mujeres. Además, estudios transversales muestran una mayor frecuencia de trastornos depresivos en el grupo entre los 30 y 59 años.

Existe un concepto muy interesante en salud mental que es el de la discapacidad; esto es, los años de vida saludable perdidos y la muerte prematura resultado de alguna enfermedad. En este sentido, la depresión ocupa el cuarto lugar entre todas las enfermedades y, para el año 2020, ocupará el segundo lugar en cuanto a discapacidad, después de los problemas cardiacos.

Datos epidemiológicos nacionales

Datos epidemiológicos nacionales arrojan que en México, la depresión es uno de los problemas más importantes de salud mental.

La Secretaría de Salud la reconoce como un problema prioritario, de ahí la necesidad de contar con intervenciones probadas para atenderla. De acuerdo con datos reportados (Medina-Mora *et al.*, 2003), los episodios depresivos presentados alguna vez en la vida de mujeres y hombres son los siguientes: la mayor depresión que se presenta en mujeres es de 4.5%, mientras que en los hombres es de 2.0%; la depresión menor es reportada en las mujeres en 2.3% y en los hombres de 0.6%.

Los costos de la depresión

La depresión supone, además del gran sufrimiento que representa para quien la padece, los siguientes factores:

- Se acompaña de síntomas somáticos.
- Limita el desempeño laboral.
- Dificulta las relaciones interpersonales e interfiere con las actividades diarias.
- Incrementa el riesgo de suicidio y otras condiciones de salud.
- Acrecienta el riesgo de uso problemático de alcohol.
- Aumenta los índices de mortalidad, debido al incremento en la tasa de suicidios.
- En la familia es causa de tensión y estrés y, cuando la madre la padece, tiene efectos negativos sobre los hijos.
- Socialmente las personas con depresión tienen mayor riesgo de discapacidad que las asintomáticas.
- Origina mayores gastos por año en cuidados a la salud.
- Representa un mayor gasto en cualquier nivel de enfermedad crónica y aumenta en ellas la duración promedio de discapacidad y de recaídas, al compararse con cualquier grupo médico.

> Debido al enorme costo que la depresión representa para la sociedad, la familia y el individuo, resulta de vital importancia proporcionar una herramienta para la atención de las mujeres de bajos recursos, quienes debido a esta condición se ven más afectadas por este trastorno, y tienen menos acceso a los servicios de salud.

Usos del término depresión

Existen diversos usos del término depresión. En años recientes, es común escuchar en las conversaciones cotidianas alusiones a síntomas depresivos, desde los jóvenes hasta los adultos mayores que hablan de la "*depre*" y engloban en ella un sinnúmero de situaciones de diferentes tipos. En términos generales, la depresión se conoce como sinónimo de frustración, tristeza, duelo y desengaño, aunque se sabe que es un estado psicológico desagradable el cual afecta a la mayoría de las personas en algún momento de su vida. Es importante reconocer sus características, entre las que se encuentran:

- Puede ser transitoria o prolongarse por meses o años.
- Puede consistir en tristeza o infelicidad sin que afecte el funcionamiento cotidiano (ésta es la más común de las acepciones populares).
- Puede manifestarse con numerosos síntomas físicos y psicológicos que interfieren en las actividades de la persona o que, definitivamente, la incapacitan para realizarlas.
- Presenta grandes variaciones personales.

Es importante distinguir el nivel de gravedad de la depresión para identificar la que requiere de ayuda profesional, así como saber diferenciarla de algunos síntomas que pueden o no requerir de apoyo profesional, pero que definitivamente sí requieren de acciones de autoayuda, ya que en ocasiones aparecen sólo algunos síntomas que provocan malestar en el estado anímico de la persona y con el paso del tiempo se eliminan con poca o ninguna ayuda.

Síntomas de la depresión y diagnóstico diferencial

Para realizar un diagnóstico diferencial exitoso, identificamos los siguientes síntomas de la depresión, retomados del *Diagnostic and Statistical Manual of Mental Disorders* (DSM). El diagnóstico diferencial exige la presencia de por lo menos cinco de los nueve síntomas, al menos durante dos semanas seguidas; algunos de estos síntomas son sentimientos de tristeza, desgano y vacío, o bien, la pérdida de interés.

1. Sentimientos de tristeza, desgano y vacío.
2. Pérdida de interés en las actividades más placenteras para la persona (como la actividad sexual, por ejemplo).
3. Trastornos de la alimentación, desde la pérdida del apetito hasta comer en exceso, con las variaciones de peso correspondientes.
4. Trastornos del sueño, que incluyen insomnio, problemas para permanecer dormido, despertar muchas veces, no poder conciliar el sueño o dormir demasiado.
5. Moverse de manera lenta, sentir el cuerpo pesado, tener sentimientos de intranquilidad.
6. Apatía, fatiga y falta de energía.
7. Pensamientos de culpa, impotencia e inutilidad.
8. Falta de concentración, problemas de memoria y dificultad en la toma de decisiones.
9. Constantes ideas acerca de la muerte y del suicidio.

El reconocimiento de los diferentes niveles de la depresión es muy importante, ya que de la identificación oportuna de la sintomatología en la persona, o en quienes se relacionan con ésta como padres, maestros, orientadores vocacionales, psicólogos escolares, etcétera, se podrá hacer una canalización temprana tan pronto como se detecte una depresión clínica, y obtener así beneficios personales y sociales como:

- Evitar más trastornos discapacitantes.
- Permitir el análisis de los orígenes de la depresión.
- Coadyuvar para la resolución de la problemática en curso.
- Disminuir los costos de sufrimiento personal, social e institucional.

Modelo multicausal de la depresión

Es muy importante conocer el *modelo multicasual de la depresión*, incluido en la estructura del libro. Como la mayoría de los trastornos mentales, la depresión se debe a causas múltiples. En su aparición se entrelazan factores biológicos, condiciones de desarrollo infantil, acontecimientos de la vida (sucesos vitales), la condición de género femenino y otras circunstancias sociales.

El siguiente esquema ilustra este modelo:

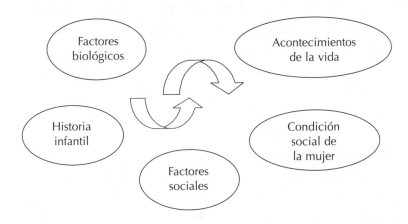

Figura 1.2. Modelo multicausal de la depresión.

A pesar de que la influencia de estos acontecimientos y circunstancias es más o menos obvia, resulta difícil determinar la medida de participación de cada uno en casos concretos, debido a la interacción entre ellos. De esta manera, unos factores más que otros influyen en la depresión de cada persona, e incluso en el curso que tenga. Por ejemplo, en las depresiones de personas mayores, pesan las cuestiones biológicas determinadas por la discapacidad física, y las emocionales debidas a la pérdida de amigos, familiares y la separación de los hijos; mientras que en otras etapas de la vida pueden ser los factores sociales los que la determinen.

Factores biológicos

Los resultados sugieren la presencia de *factores biológicos* o de vulnerabilidad hereditarios para que se presente la depresión, a pesar de que aún no se han determinado los posibles marcadores genéticos. Una hipótesis alternativa plantea que tener un familiar con un trastorno afectivo puede causar una secuela negativa debido, no sólo a los factores genéticos, sino al impacto de una infancia más turbulenta, al aumento del estrés y al menor apoyo social por parte del adulto afectado.

Condiciones del desarrollo infantil

Las condiciones del desarrollo infantil pueden influir en que una persona padezca depresión, por ello la relación con los padres o con las personas que se hacen cargo de menores, tiene gran importancia en el desarrollo del niño. El cuidado dedicado, afectuoso y estable permite que los bebés y los niños pequeños desarrollen normalmente funciones como el lenguaje, la inteligencia y la regulación de las emociones. Entre otras teorías del desarrollo, la de Bowlby acerca de los patrones de apego, destaca la importancia que tienen las características de las relaciones tempranas como formadoras de patrones de las futuras relaciones. Sus observaciones lo llevaron a concluir que las relaciones desafortunadas coadyuvan a que una persona padezca una mayor vulnerabilidad ante problemas psiquiátricos. Por otra parte, la ruptura en la relación temprana de apego, o el no poder lograr una separación sin conflicto de la madre, facilitan el desarrollo de trastornos afectivos o de personalidad en la edad adulta.

Acontecimientos de la vida (sucesos vitales)

Los acontecimientos de la vida (sucesos vitales) hacen referencia a los diversos tipos de adversidad que tienen efectos sobre la salud mental. Los sucesos adversos tienen que ver con situaciones en el hogar, la familia, la salud, los hijos, el matrimonio, las obligaciones sociales, el dinero, el descanso o las amistades. Algunos ejemplos son las separaciones y las pérdidas. Sus efectos son la depresión, la angustia y el pesar, motivos que amenazan el desarrollo de las actividades habituales.

Se puede mencionar la relación entre el estrés que producen estos sucesos (y conceptos similares como presión, esfuerzo, tensión y conflicto) y la depresión en quienes viven por largos periodos estas circunstancias y que, además, presentan otros factores de vulnerabilidad tanto psicosociales como biológicos, para que se precipite un episodio depresivo.

Es muy importante no olvidar que probablemente el apoyo social es uno de los factores de protección más importantes contra la depresión, ante situaciones estresantes.

Factores sociales

Factores sociales como la urbanización, la pobreza y los cambios tecnológicos, se han asociado con el desarrollo de trastornos mentales y conductuales; sin embargo, los efectos en salud mental no son iguales para todos los segmentos de la sociedad. Un modelo propuesto por la Organización Mundial de la Salud (OMS), destaca que, en un sentido amplio, la pobreza se refiere a la carencia de recursos sociales (empleo, vivienda) y educativos. Las personas pobres y con grandes carencias tienen las más altas prevalencias de trastornos mentales y conductuales.

Condición social de la mujer (condición de género femenino)

La condición social de la mujer (condición de género femenino) es el factor que tal vez tiene más importancia en este trabajo, ya que a diferencia de otros enfoques, posiciona a la mujer en un lugar preponderante con respecto a los orígenes de la depresión. Para entender mejor esto leamos los siguientes puntos:

- **Influencia de las hormonas reproductivas.** La mayor prevalencia de depresión en las mujeres ha llevado a sugerir que las hormonas reproductivas tienen un papel determinante en ellas durante las diversas etapas de la vida. Se ha sugerido que para entender mejor estos eventos y su relación con el estado anímico de las mujeres, se requiere un análisis que incluya no sólo el aspecto biológico, sino el psicológico y el social.
- **Violencia física y sexual.** Otro factor que incrementa en las mujeres el riesgo de sufrir depresión en la adultez es la exposición a la violencia física o sexual durante la infancia.
- **Importancia de las relaciones afectivas.** Predomina la expectativa centrada en las mujeres de que ellas son las responsables de las relaciones afectivas dentro de la familia, lo cual constituye una pesada carga y, más aún, cuando uno de sus miembros presenta una enfermedad física o mental.

Si desea ampliar su información respecto a este tema, le sugerimos consultar la bibliografía que incluimos al final de esta obra, la cual puede solicitar al Centro en Salud Mental y Adicciones del Instituto Nacional Ramón de la Fuente Muñiz, al correo electrónico: cisma@imp.edu.mx

Unidad 2

¿Es difícil ser mujer?
Una guía sobre depresión:
experiencia personal
de la lectura del libro

Objetivos

- Identificar la estructura del libro *¿Es difícil ser mujer? Una guía sobre depresión.*

- Reconocer la utilidad del libro, como una estrategia para abordar el tema de la depresión.

- Reflexionar sobre su experiencia subjetiva en la realización de los ejercicios de cada uno de los capítulos del libro.

- Analizar la importancia del manejo de los contenidos del libro para aplicarlo con el grupo de mujeres.

Introducción

La unidad anterior le permitió conocer el contexto y los antecedentes en los que surgió este *Programa de Intervención Psicoeducativa*. Ahora es momento de vivir la experiencia de lectura del libro *¿Es difícil ser mujer? Una guía sobre depresión*, material base para la aplicación de la intervención con el grupo de mujeres.

Las actividades que realizará usted se orientan básicamente a compenetrarse en el contenido del libro, mediante la lectura vivencial que posibilite la apropiación personal a través de la realización de las reflexiones y ejercicios propuestos.

De esta manera, hemos comprobado que las *facilitadoras* logran comprender las características y propósitos de este material educativo y, sobre todo, familiarizarse con el proceso que las mujeres viven habitualmente a partir de la lectura de la obra.

La lectura y reflexión personales, son indudablemente procesos de relevancia fundamental para la aplicación de esta intervención.

Experiencia personal de la lectura del libro

Se le sugiere realizar la lectura con base en los siguientes pasos:

Paso 1

- Lea el libro.
- Siga las indicaciones para su utilización.
- Observe que al final de cada capítulo se hace una invitación a la reflexión y realización de algunos ejercicios.

Paso 2

- Efectúe los ejercicios que se encuentran al final de cada capítulo y los que se sugieren en el capítulo 6.
- Decida si comparte estas reflexiones con alguien de confianza; lo aclaramos por tratarse de escritos personales.

Paso 3

- Analice desde su punto de vista personal y profesional la importancia de las actividades de lectura de cada uno de los siete capítulos del libro, así como la elaboración de sus reflexiones.

- Puede apoyarse en las siguientes preguntas como una guía para el análisis, desde su postura personal y profesional:

  1. ¿Qué me dejan las actividades del capítulo?
  2. ¿Cuál es la relevancia de volver a leer?
  3. Emocionalmente, ¿qué me generan, las reflexiones y actividades del capítulo?
  4. Lea los ejemplos siguientes; el primero acerca del ejercicio de lectura vivencial realizado por una de las participantes de una capacitación. El segundo ejemplo corresponde a otra participante que emite su opinión sobre la utilidad del libro para abordar el tema de la depresión.

Ejemplo 1. Experiencia personal de lectura y realización de los ejercicios del libro *¿Es difícil ser mujer? Una guía sobre depresión*

Participante A

En lo personal, al realizar la lectura del libro e ir haciendo los ejercicios, iba retomando aquellos elementos y situaciones por los que he pasado y que me han llevado en más de una ocasión a deprimirme, en ocasiones de manera más o menos fuerte.

En general, son cosas que de una u otra manera ya he trabajado o por lo menos me he podido percatar de ellas; por lo que al hacer los ejercicios ya no me sentí mal por pensar en ello, y aunque sí tuve algunas resistencias para realizarlos, más bien la reflexión me llevó a pensar en la manera en que he manejado las situaciones y lo que he hecho para salir adelante.

En este sentido, creo que es muy importante como facilitadoras, vivir la experiencia de realización de las actividades, porque así podemos entender cómo se siente pasar por ello, comprender la manera en que se pueden vivir diversas circunstancias, y también entender algunas resistencias para enfrentar nuestra propia vida, y la manera en que nosotras mismas hemos podido salir de estas situaciones.

Creo que el situarnos, no sólo como profesionales y facilitadoras, sino como mujeres, u hombres en su caso, nos permite empatizar mejor con las demás personas; y, retomando los elementos que hemos adquirido en nuestra formación y experiencia profesional, poder comprender de una manera más humana y personal aquello que los otros nos plantean.

Ejemplo 2. Opinión sobre la utilidad del libro para abordar el tema de la depresión

Participante B

El libro me parece una guía muy práctica, sencilla en su contenido, amena y didáctica, ya que nos permite conocer qué es la depresión, sus causas o factores y sus consecuencias, qué podemos hacer, a dónde acudir.

La estructura temática nos lleva a la reflexión permanente de nuestra historia de vida, descubriendo nuestras fortalezas y debilidades que nos hacen vulnerables, la presentación de casos permite aun mayor claridad de los aspectos abordados.

Me gusta la forma en que se revisan las creencias, y sobre todo, las falsas creencias. También plantea técnicas sencillas, como la carta que es un medio muy eficaz en la expresión de sentimientos como la tristeza, el miedo y el coraje. Esto en la práctica da muy buenos resultados.

Por otra parte, sabemos que existen muchas muertes por depresión, y muchas mujeres que la padecen no saben a dónde acudir, por lo que el capítulo a dónde acudir me parece de gran importancia. La diferencia puede ser una orientación a tiempo.

Unidad 3

Características y condiciones para la aplicación del Programa

Objetivos

- Identificar las características que definen la aplicación del Programa: por qué una estrategia grupal; por qué ocho sesiones; objetivos de la intervención, personas a quienes va dirigida; evaluaciones del grupo y de la orientación individual; cómo llegan las personas a la intervención; perfil y funciones de la facilitadora para la aplicación del programa.

- Identificar las condiciones necesarias para la aplicación del Programa: consideraciones previas a su aplicación; duración y arreglo del espacio físico; tamaño del grupo, material, recordatorios, lecturas, participación y asistencia.

Introducción

En esta unidad se describen las características y condiciones en que opera el Programa.

Es importante que lea detenidamente los contenidos aquí ofrecidos, pues le proporcionan los aspectos que deberá considerar previamente a la aplicación del programa.

Características generales del Programa

Algunas características de este programa son:

- Se trata de una intervención breve.
- Se ha comprobado que el trabajo en grupo propicia el intercambio de experiencias entre las mujeres mediante la reflexión personal y grupal, a partir de la lectura y realización de ejercicios, así como la puesta en común del conjunto de vivencias experimentadas fuera de la sesión grupal.
- Se obtienen los resultados esperados del programa de intervención, además de una reducción significativa de los síntomas de depresión, elevación de la autoestima, las mujeres entienden y enfrentan mejor sus problemas, se da una mejora en su estado de ánimo, cambios en su manera de pensar, y se conocen y aceptan mejor.
- Durante y después del programa, las mujeres se sienten escuchadas y que tienen un tiempo y espacio para ellas mismas. Reconocen y toman la decisión de realizar transformaciones importantes para su vida.
- La asistencia y participación de las mujeres a las sesiones del taller se mantiene en 90%.
- Es importante que el desarrollo de las sesiones se efectúe en un clima de confianza, respeto y solidaridad.
- La actitud de las facilitadoras juega un papel muy importante en la aplicación de este programa, pues requiere de un conjunto de conocimientos y habilidades para el trabajo grupal basado en su capacidad de escucha, así como en su asertividad, empatía, habilidades para dar contención, y la aplicación del programa desde una perspectiva de género.

En algunas entrevistas realizadas a profesionales que ya han aplicado esta propuesta y que continúan trabajando con ella, se ha expresado lo siguiente:

- *El libro ¿Es difícil ser mujer? Una guía sobre depresión, y el manual fueron mi principal guía. Me parece que están redactados de manera muy clara, y para quienes somos facilitadoras, el manual nos va llevando de la mano.*
- *El libro contiene los aspectos fundamentales para abordar la depresión en mujeres; sus ilustraciones son amenas y el vocabulario es claro, transmite con facilidad las ideas para superar la depresión a través del conocimiento de lo que está sucediendo y nos da la pauta para enfrentarla con cambios de actitud.*
- *El contenido del libro y el manual presentan la información en términos muy sencillos y claros, lo que hace que se entienda mejor. Esto permite trabajar de manera efectiva con los grupos de mujeres.*

¿Por qué una estrategia grupal?

1. Las intervenciones psicoeducativas para la depresión son recomendadas y más comúnmente utilizadas por su costo beneficio para prevenir o reducir la incidencia de la depresión.
2. En diversos países y campos, la ayuda entre mujeres ha sido una de las estrategias que ha mostrado mayor beneficio para ellas.
3. El uso del libro de lectura base en grupo:
   a. Facilita su lectura.
   b. Promueve la reflexión.
   c. Propicia un ambiente para compartir experiencias y dudas.
   d. Genera sentimientos de solidaridad.
   e. Fomenta la identificación con las diversas problemáticas externadas por las mujeres.

¿Por qué ocho sesiones?

Se planeó el curso pensando en un mínimo de sesiones suficientes para cumplir con los objetivos de la intervención que son, entre otros, el de disminuir los síntomas de la depresión. Aunque parecieran pocas sesiones para un problema tan complejo que puede ser abordado ampliamente por su utilidad, se ha visto que son suficientes para lograr cambios importantes.

Siempre existe el deseo y la necesidad de prolongar el programa o taller más tiempo. Puede hacerlo si así lo considera conveniente, de tal manera que se pueda revisar más detenidamente el material (sobre todo los ejercicios prácticos) e incluir algunos otros ejercicios.

Objetivos de la intervención

1. *Proporcionar información sobre la depresión,* que permita a las mujeres:

    a. Eliminar el estigma asociado a este trastorno.
    b. Reconocer los síntomas de la depresión y tomar medidas efectivas a tiempo.

2. *Promover la reflexión* alrededor de esta temática a partir de la propia experiencia de las mujeres.
3. *Facilitar las condiciones* para compartir experiencias personales dentro del grupo y fuera de éste.
4. *Motivar la práctica* de las actividades de autoayuda sugeridas en el material educativo, las cuales llevan a modificar el estado de ánimo.
5. *Motivar,* en caso necesario, la búsqueda de atención especializada.

¿A qué personas va dirigida?

1. A personas con diversos grados de síntomas de depresión.

2. No es recomendable para mujeres con depresión severa con serias incapacidades, o que presenten psicosis, daño orgánico, trastorno bipolar o algún diagnóstico psiquiátrico.

3. No se recomienda como tratamiento *único* para las mujeres que presenten problemas adicionales a la depresión como el abuso de sustancias (alcohol o drogas), sino como complemento a un tratamiento específico para su problema de adicción.

4. El diseño del material educativo y la experiencia que se tiene de esta estrategia de intervención es con mujeres entre los 20 y los 45 años. Ello no quiere decir que no pudiera ser útil para mujeres de otras edades, aunque no incluye aspectos relevantes para otros grupos de edad.

Evaluaciones del taller y de la orientación individual

Los aspectos anteriores se valoran por medio de una *evaluación previa*.[4] Ésta le permitirá determinar las características de las candidatas a participar en el taller, así como a quién(es) se deberá referir a otro tratamiento.

Quince días después de concluir el taller se sugiere realizar una *evaluación posterior* o de seguimiento, con el fin de obtener retroalimentación con respecto a la conducción del taller y los resultados del mismo, así como para escuchar los logros y dificultades de las participantes.

¿Cómo llegan las personas a la intervención?

1. De acuerdo con nuestra experiencia y a lo reportado por algunos profesionales entrevistados, los talleres se han dado a conocer por medio de trabajo comunitario, mediante carteles y folletos,[5] por las propias mujeres que han recibido la intervención, por contacto personal, así como por referencias del mismo personal de las instituciones donde las facilitadoras aplican la intervención.

2. En algunas instituciones, la intervención forma parte de su programa institucional en el cual su aplicación se efectúa de manera regular y sistemática.

Perfil y funciones de la facilitadora para la aplicación del Programa

Uno de los aspectos relevantes para que el Programa cumpla con sus propósitos, es el papel que desempeñará la facilitadora, porque no es suficiente tener solamente los conocimientos de las características de la intervención, sino también las actitudes y habilidades necesarias para su aplicación.

Una de las funciones de la facilitadora será crear las condiciones para propiciar transformaciones a nivel cognitivo; es decir, transformaciones en la manera de pensar, mediante la comprensión de la depresión y los procesos ligados a ella, como son los cambios en la percepción de sí mismas y de su entorno, por medio de:

---

[4] Consulte en el Anexo A de este manual el documento titulado "Evaluaciones del taller y de la orientación individual".

[5] Consulte en el Anexo B de este manual el documento titulado "Carteles y folletos".

1. *Propiciar* en el grupo el intercambio de experiencias generadas a partir de la lectura del material, y no sólo la transmisión de conocimientos y de información.
2. *Promover* un análisis crítico y una conciencia social y de género en el grupo de mujeres.
3. *Claridad* en el manejo de la información contenida en el libro.
4. *Facilitar* la participación ordenada de las participantes (ceder la palabra a todas y regular el tiempo disponible a cada una).
5. *Centrar* la discusión alrededor de la temática de interés.
6. *Motivar* la puesta en práctica de las actividades sugeridas.
7. *Mostrar habilidad para integrar* lo visto en cada una de las sesiones.
8. *Tener habilidad para centrar* a las mujeres en los propósitos del taller.
9. *Estimular* en el grupo los procesos de cambio basados en el análisis y la reflexión.

Recuerde: el punto de partida de la acción educativa son las experiencias de vida de las mujeres, mediadas por su entorno social y cultural. Asimismo, el rol de la facilitadora es mostrar tolerancia y entendimiento como guía y mediadora en el trabajo grupal. Además de cumplir con los objetivos de las sesiones, seguir el programa de actividades que se especifica para cada parte, promover la libertad para expresarse y reforzar las participaciones. Procurar el orden y una atmósfera de respeto y confianza.

Para crear este clima de confianza le sugerimos:

1. *Dirigirse* a las participantes por su nombre.
2. *Animarlas* a hablar de sus experiencias, sentimientos, miedos o angustias con preguntas abiertas, explicándoles que todos los sentimientos son válidos, aunque pueda costar trabajo expresarlos.
3. *No hacer* interpretaciones de lo que se dice.
4. *Mostrarles* un *optimismo realista*. Por ejemplo, mencionar que otras mujeres han logrado cambiar y se han beneficiado de muchas maneras, por lo que ellas también podrán alcanzar las metas deseadas.
5. *Reforzar* sus pequeños cambios.

6. *Darles* apoyo cuando se requiera.
7. *Evitar* corregirlas, no forzar cambios y respetar el proceso de cada una.
8. *Evitar* hacer juicios y que las participantes los hagan.
9. *Promover* el respeto a las ideas de todas las participantes.
10. *No propiciar* la competencia y evitar los antagonismos.
11. *Ser* puntual.

Precisamente las *reglas del grupo* que se presentan en la primera sesión grupal buscan promover esta confianza y respeto.

> **Recuerde:** la calidad con la que conduzca el taller (calidad entendida como el apego a los puntos anteriores) será el factor más importante para el logro de las metas.

Es muy importante guiar a las mujeres para que a partir de un análisis real de su problemática, puedan tomar por sí mismas las decisiones que le parezcan adecuadas en ese momento y, de esta forma, responsabilizarse de sus acciones y las posibles repercusiones de sus decisiones.

Lo anterior requiere que la facilitadora *aplique su capacidad de escucha*, para propiciar la expresión de experiencias al interior del grupo. Algunas características de la escucha se ilustran en el siguiente esquema:

Capacidad de escuchar
- Apertura
- Empatía
- No aconseja
- Honestidad
- Asertividad
- Actitud positiva
- Habilidad para dar contención

A continuación describimos en qué consiste cada una de ellas.
- **Apertura.** Dentro de las sesiones, es importante crear un clima amable donde las mujeres puedan expresar cualquier sentimiento o experiencia, sin que la facilitadora se muestre consternada o sorprendida. En los grupos, por ejemplo es común que, al menos una de las asistentes, haya tenido experiencias de abuso sexual y otras que se expresan negativamente de sus familiares.

- **Empatía**. Es la actitud o acción de ponerse en el lugar del otro, a fin de comprenderle desde sus propios términos, desde su propia realidad; sentir su mundo de significados personales como si fuera el propio, pero sin perder la distancia de la propia identidad. De esta manera, su papel como facilitadora le permitirá ofrecer a las participantes la seguridad de que no están solas con sus sentimientos y así adoptar una escucha más cercana, con el respeto y la certeza de no herir ni juzgar.

- **No aconseja.** Si la facilitadora da consejos o si lo permite entre las participantes del grupo, de cierta manera asume la responsabilidad sobre la consecuencia que pueda venir de la recomendación dada. Por ejemplo, si le indica a alguien que debe divorciarse, quien sigue el consejo se sentirá en confianza de comentar e incluso de reclamar al consejero por problemas posteriores a un divorcio que pudiera haber evitado. Es muy importante guiar a la persona para que, a partir de un análisis real y empático de su problemática, pueda tomar por sí misma la(s) decisión(es) que le parezcan(n) adecuadas en este momento, y de esta forma responsabilizarse de sus acciones y posibles repercusiones.

- **Honestidad.** Se refiere a ser genuina en la expresión de sus sentimientos, esto es, a no fingir cuando da apoyo o muestra interés por los problemas de las participantes. No tiene que revelar su vida propia, pero tampoco tiene que inventar nada al respecto.

- **Asertividad.** Es una característica de la facilitadora, que influye de manera determinante en el trabajo grupal y en la creación de un clima de confianza. Ser asertiva significa establecer una comunicación directa, abierta, franca y apropiada; es una habilidad que proyecta confianza en sí misma, alta autoestima, comunicación segura y eficiente para expresar sentimientos, opiniones y pensamientos en el momento oportuno, de forma adecuada con la situación y con respeto por el grupo de participantes.

Es importante no sólo tomar en cuenta lo que decimos o escuchamos, sino también el momento en el que ocurre la comunicación, así como todos los aspectos de nuestra persona involucrados en el trabajo grupal. Le recomendamos:

- Mantener **contacto visual** sin llegar a una mirada excesivamente fija que pueda percibirse como retadora y hostil entre el grupo de mujeres.
- Cuidar la **afectividad** en el discurso. Utilice un tono firme y convincente.

+ Le sugerimos que el **volumen de su voz** sea audible, ni muy elevado ni demasiado bajo.

+ El manejo de las **pausas** es un indicador para que quien escucha se percate que se le da la palabra.

+ Los **gestos** con la cabeza, cara, brazos y manos permiten enfatizar el discurso.

+ **Postura corporal.** Le sugerimos mantener el cuerpo erguido pero relajado, la cabeza recta mirando a quien o a quienes le están escuchando.

● **Actitud positiva** hacia las participantes. Mostrar aceptación por lo que son las mujeres y no por lo que la facilitadora espera que deben ser o hacer.

● **Habilidad para dar contención.** El espacio grupal para la expresión de la experiencia de lectura y el trabajo de reflexión personal propicia en las mujeres hablar, en ocasiones por primera vez, sobre temas íntimos y algunas veces dolorosos, que las llevan a desbordar sus sentimientos y emociones, básicamente en forma de llanto y palabras altisonantes o difíciles de comprender para algunas personas. Ejemplos de esta situación es el relato de una experiencia de abuso sexual o de maltrato, o bien, la expresión abierta del odio o resentimiento.

La actitud que se requiere en estos casos de la facilitadora, es una *escucha respetuosa*. Debe dar tiempo a la persona para que se exprese, sin olvidar por completo los objetivos de la sesión. Proporcionarle un pañuelo desechable, darle unos minutos para llorar e indicarle (según el caso), que si desea, puede retomar el punto más adelante, cuando esté más tranquila, pero si desea continuar en ese momento, están dispuestas a escucharla.

Le sugerimos en la medida que avance el relato, *hablar con voz suave* y responder, si fuera el caso, con frases como: "puedo imaginar tu dolor, miedo o desesperanza". En cuanto la mujer se reincorpore a la dinámica después de algunos minutos, trate de "cerrar" el tema con frases simples relacionadas con la honesta comprensión de la situación; esto permitirá a la persona continuar su reflexión por sí misma y, posteriormente, realizar acciones que le ayuden a resolver el problema.

En estos casos se requiere que la facilitadora, *muestre empatía y entendimiento hacia la persona en crisis;* asimismo, se le sugiere tener mucho cuidado que su discurso no reafirme los pensamientos de poco valor o importancia que pueda tener hacia sí misma. Recuerde también validar los sentimientos de la persona: aceptar llanto o enojo y, en general, la expresión libre de sentimientos guardados, manteniendo en todo momento el respeto hacia ella, hacia usted y al resto del grupo.

También es importante, *observar y escuchar en el diálogo de la participante la manera en que maneja la autocrítica negativa* (si es que la presenta ahora o la presentó en el pasado) y tratar de conciliarla haciéndole entender que no aporta nada a la solución del problema y que en cambio, sí es posible dañarse más o dañar a otras personas si se sigue lastimado o agrediendo.

Muéstreles que no importa tanto si recibe reconocimiento externo o no, sino que realmente esté convencida de que hizo o hará lo mejor para ella. En este punto también se sugiere manejar una especie de "filtro" para rechazar los comentarios y situaciones destructivas hacia su persona o actividades, y propiciar que se relacione con personas que la aprecian, quieren y motivan a crecer y ser mejor.

Por otra parte y en el mismo sentido, es importante *tener cuidado y detectar qué tan distante se encuentra el ideal del yo de la persona* (frecuentemente implantado por los demás desde la infancia) y la realidad en que vive. *El concepto de realidad de sí misma se relaciona con estar consciente de sus fortalezas y debilidades*, es decir, se trata de reducir la diferencia entre las expectativas y la realidad. Por ejemplo, no atender a un ideal (estereotipo) de belleza o a las cualidades de la mujer en general será de mucha ayuda para la solución de la crisis, o aquello que ha sido el motivo detonador de los sentimientos y emociones.

> El objetivo de la contención es el sostén psicológico. Es el momento en el que la persona se siente acompañada y apoyada, es cuando puede confiar sus experiencias; por lo tanto, puede aceptar el reto de adentrarse en sí misma y manifestarse con libertad.

La siguiente información le será de gran utilidad para la aplicación de contención.

Momentos de la contención

La contención tiene dos momentos: *la identificación* y *la distancia*. En la identificación hay que ponerse en el lugar del otro y así percibir los matices del relato; sólo se le puede entender a partir de las propias experiencias. La idea es identificarse por medio de la empatía.

La distancia es un recurso por medio del cual la facilitadora puede auxiliar a la persona a "salir de su problema" y analizar qué tan real o grave es, para visualizar sus posibles soluciones y consecuencias.

Permita la participación de las demás mujeres, quienes en ocasiones ofrecen consuelo a la mujer en crisis a través del contacto físico espontáneo, e incluso algunas pueden llorar un poco. Es muy importante que esté atenta al seguimiento de las reglas del grupo, ya que suele ser un momento propicio para juzgar o aconsejar; si fuera el caso, insista en que hablen desde su propia experiencia sobre lo que han hecho y les ha funcionado. No deje de considerar la duración de la sesión, escuche, contenga y cierre, ponga un límite respecto al tiempo y continúe con la sesión.

> **Recuerde:** durante la contención se trata de escuchar y aceptar lo que la mujer en ese momento dice, no pretendamos que nos diga lo que queremos escuchar.

Después de la sesión es muy importante tener en cuenta la *resonancia emocional propia*. Es lo que en técnica psicoanalítica se llama contratransferencia. Es el momento de preguntarse ¿qué me pasa cuando una mujer del grupo comparte experiencias dolorosas?, pues cuando el otro está angustiado nos "carga" con algo que debemos darnos cuenta de cómo repercute en nosotros para controlarlo. Es relevante conocer nuestros puntos débiles para trabajar con ellos y poder controlarlos durante el taller para no contaminar la intervención. Si lo juzga necesario, es conveniente comentar sus sentimientos con un colega de mayor experiencia, o bien, puede buscar supervisión.

Ahora, para identificar más ampliamente lo que hemos descrito acerca de la actitud que se pretende respecto a la contención, observe el siguiente ejemplo en donde una de las participantes comparte una situación de abuso, lo que destapa sentimientos intensos y difíciles de manejar. La facilitadora se muestra como un buen apoyo psicológico, haciéndole sentir que es escuchada y que puede manifestarse con libertad. Hay una escucha respetuosa en todo el grupo y se le da tiempo para que pueda hablar y recuperarse. La facilitadora cierra la participación con respeto y honestidad, le da sostén y le ofrece la opción de búsqueda de ayuda especializada para el manejo de esa situación.

Ejemplo de contención

Esta sección incluye en recuadros información importante con base en lo revisado sobre el tema; analice las intervenciones de la facilitadora y de la mujer participante en el taller.

> Las situaciones donde las emociones se desbordan, pueden ocurrir en cualquier momento durante la intervención, en ocasiones desde el principio, en cuanto las mujeres se sienten escuchadas y en un entorno seguro, puede ser necesaria la contención. Asegúrese de conocer los elementos para dar contención y pueda aplicarlos en cuanto sea necesario. Si esta situación aparece al final de la sesión, alárguela unos minutos y atienda esta petición de ayuda, no deje ir a la participante a casa sólo habiendo expresado la situación y sin contención.

Participante A: "Bueno, pues yo quiero contar, que... algo que nunca le he dicho a nadie, y es que cuando yo tenía como 7 años... mi tío abusó de mí" (empieza a llorar...)

(Se hace un tenso silencio en la sala y otra participante le ofrece un pañuelo desechable.)

> Se puede dar un momento para que la persona haga el relato de la extensión que necesite, y un poco de silencio cuando parece que termine. Tenga a la mano pañuelos desechables. Ante el silencio, algunas mujeres pueden intervenir, o no, como muestra de ansiedad. Cuide que no se violen las reglas del grupo y que no se caiga en una situación donde las mujeres pidan detalles que no ayudarán en nada y pueden hacer que la situación se vuelva tensa. Permita, si alguien lo hace y la persona lo acepta, el contacto físico con quien llora.

Haga un comentario neutral, sin juicios de valor hacia la otra persona, que exprese comprensión y apoyo. Agradezca la confianza mostrada por la mujer para compartir su experiencia.

Facilitadora: Debió haber sido una experiencia muy dolorosa para ti..., te agradecemos la confianza que nos tienes, como para contarnos esta situación tan difícil..."
Participante: (sigue llorando)
Facilitadora: "¿Quieres contarnos algo más de lo que te pasó?"

Permita un espacio para que detalle la experiencia hasta donde quiera.

Participante A: Sí (asiente con la cabeza y sigue sollozando).
Facilitadora: "Bien, tómate un momento hasta que puedas hablar más tranquila, recuerden que aquí se permite la expresión de todo tipo de sentimientos. Cuando estés lista, me dices, y nos puedes platicar lo que tú quieras. ¿Bien?"
Participante A: Sí (asiente con la cabeza y sigue sollozando).

Permita que la participante exprese su sentimiento mediante el llanto hasta que pueda hablar de forma fluida. Aproveche el momento para bajar la tensión en el grupo con un comentario "normalizador" en el que informe que estas situaciones son comunes en estos grupos.

Facilitadora: "Es común que en estos grupos algunas mujeres hablen de situaciones difíciles que no habían comentado con otras personas, ya sea por pena, por no saber en qué momento decirlo, por temor al que dirán, o en ocasiones creen que la persona que las escucha no las puede ayudar o que las va a criticar; por eso es muy importante sentirnos en confianza en este grupo y recordar que todo lo que platicamos aquí, no se comentará afuera".

A veces se continúa con la sesión. Esté atenta a la mujer y cuando usted vea que ya se controló, pregunte si quiere continuar. No se precipite, a veces esperan casi al final de la sesión para retomar el punto. Con el tono de voz y sus palabras hágale saber que su participación es bienvenida en cualquier momento, pregunte amablemente si quiere continuar en ese momento y respete la decisión de ella.

Facilitadora: "¿Podemos seguir con la lectura y escucharte más adelante?"

Participante A: "No, ya puedo hablar y prefiero de una vez"

Facilitadora: "Bien, ¿Por qué no lo habías platicado con nadie?"

Retome el evento usando algunas de las palabras de ella misma para demostrar su atención y empatía, en este caso se retomó el hecho de que no lo había comentado con nadie, pero puede ser cualquier aspecto que a usted le resulte relevante.

Participante A: "Pues es que mi tío era el consentido de mi mamá y mi abuela, ella estaba viuda y él era el más chico de los hermanos, hasta creo que mi mamá lo quería más que a mí... (solloza); además él me decía que si iba de chismosa, ella no me iba a creer porque era bien chillona y luego quién nos iba a cuidar a mí y a mi hermano cuando ella saliera a vender. Ella vendía pinturas y zapatos y cuando iba por los pedidos, él nos cuidaba y como de ahí comíamos y le ayudaba mi mamá y a mi abuela..."

Facilitadora: "¿Y tu papá?"

Pida información adicional para ubicar la situación en caso de violencia actual, y así determinar si la participante está siendo víctima en una situación peligrosa que ponga en riesgo su integridad o la de sus hijos, para entonces proceder o no, con la orientación legal, médica o de albergue para casos de emergencia con la que usted ya cuenta con antelación a la apertura del grupo.

Participante A: "Para entonces él ya se había ido y nunca lo volvimos a ver, se fue cuando nació mi hermano y yo tenía 3 años".

> Inquiera sobre intentos de solución del problema y si es posible, detecte estrategias fallidas y coméntelas, aunque usted cuente con la formación apropiada recuerde que no es terapia.

Facilitadora: "¿Alguna vez intentaste hablarlo con ella?"

Participante A: "No, porque ella todo el tiempo decía que ojalá no hubiéramos nacido, que sufría mucho y pasaba hambre por nuestra culpa, así que no quería darle más problemas".

Facilitadora: "¿Cómo ha influido esto que pasó en tu vida?"

> Averigüe el estado actual de la situación y sus repercusiones en el aquí y ahora, para determinar el nivel de urgencia y la orientación que se debe proporcionar.

Participante A: "Pues mucho, porque casi no convivo con la familia de ella; todavía ahora que ya soy grande, sigo con miedo de mi tío, que nomás tiene como 8 años más que yo, y le tengo mucho coraje; me saluda como si nada y la verdad es que siempre he tenido como rencor con mi mamá porque siempre he tenido la espinita de que ella sí supo y no hizo nada, por comodidad, por no quedarse sin su nano y su lana".

Facilitadora: "¿Alguien en el grupo quisiera hacer algún comentario desde su experiencia?"

> Si hasta ahora nadie ha intervenido, evite que se convierta en diálogo e invite a las demás participantes a compartir sus emociones y pensamientos sobre la situación.

Participante B: "Bueno, pues yo muchas veces me he sentido así como ella, impotente y enojada, por diferentes razones y la verdad es que uno no sabe qué hacer"

Facilitadora a Participante B: "Y tú que has hecho cuando te has sentido así?"

> Retome la experiencia o comentario de la o las otras mujeres, y trate de ir cerrando poco a poco a partir de las experiencias de las demás, sea muy escrupulosa en que se respete la regla de no aconsejar.

Participante B: "Bueno, primero me calmo, porque soy muy explosiva, ya luego pienso a ver qué puedo hacer y si no se me ocurre nada, pues le cuento a alguien que me pueda ayudar, como cuando debo dinero y no tengo para pagar, mi comadre siempre me ayuda a conseguir o me da ideas de cómo hacerle, una vez hasta gelatinas vendí a la salida de la escuela".

Facilitadora: (Dirigiéndose al grupo y a la participante A) "Ciertamente es difícil, en ocasiones, encontrar la solución a los problemas, sobre todo cuando somos pequeños y no sabemos cómo resolver la situación; nuevamente te agradezco la confianza para contarnos y creo que es muy importante que hayas dado el primer paso para solucionarlo, que es perder el miedo a hablar de esto y procesarlo para que te afecte lo menos posible en tu vida presente y futura".

> Haga un comentario empático que pueda abarcar las diferentes participaciones de las otras mujeres, aliente a la mujer que comenzó y apóyela para que siga procesando esta experiencia en el espacio adecuado y cierre, volviendo a los contenidos del libro, ya sea al capítulo 7 o leyendo nuevamente uno de los ejemplos o simplemente retome la lectura donde se quedó antes de la contención.

Facilitadora: "En este taller, sólo podemos comenzar a solucionar este problema a través de que lo hables y realices algunos ejercicios que pueden ayudarte a sentirte mejor y comprender qué es lo que está pasando. Es muy importante que si requieres más ayuda de un experto, recuerden todas que en su libro, en el capítulo 7 tenemos muchas opciones en las que podemos pedir ayuda profesional".

> Si lo considera conveniente, dele un par de minutos al finalizar la sesión para puntualizar la búsqueda de ayuda.

Facilitadora: "Al final de la sesión o del taller, podemos comentar algunas de ellas para que tú tomes la decisión de la opción que más te convenga".

No caiga en la dinámica de seguir con los comentarios o problemas asociados a la situación relatada.

No se recomienda que como facilitadora de este taller, tome a las mujeres en psicoterapia individual o grupal.

Recuerde que cada situación es única, así como las participantes y el proceso grupal.

Su experiencia y los pasos comentados en esta sección de contención, pueden permitir que esta experiencia grupal concluya como una situación de crecimiento personal.

Con base en este ejemplo, reflexione sobre la manera en que usted hubiera dado contención en este caso.

Recuerde: para la persona en crisis el punto crucial del asunto es que ella, de modo simple, se sienta incapaz de tratar con las circunstancias abrumadoras que confronta en ese momento. Entonces, el objetivo de contener es auxiliar a la persona a dar pasos concretos hacia el enfrentamiento de la crisis.

Aspectos importantes al ofrecer contención

1. *Proporcionar apoyo*. Recuerde que las mujeres que asisten al taller son mujeres con una serie de problemáticas que pueden no estar resueltas, o bien, que nunca habían tocado o hablado. Todos sabemos que es mejor para las personas no estar solas en tanto soportan cargas extraordinarias de situaciones difíciles.

2. *Reducir la probabilidad de daño físico o algún episodio de violencia física o psicológica*. Es frecuente, de manera especial en una sociedad donde la violencia es, por mucho, una parte de la vida cotidiana, que algunas crisis conduzcan al daño físico (como golpear a los hijos o al cónyuge) o incluso a la muerte (suicidio u homicidio). Para evitar esto hay que tomar medidas para minimizar al máximo las posibilidades destructivas.

3. *Canalizar* a las mujeres a una ayuda especializada es de suma importancia si así lo requieren.

Puesto que el tiempo del taller es corto, la facilitadora es la clave para franquear las dificultades, fijar con precisión las necesidades inmediatas, movilizar los recursos personales y de grupo y los propios hacia ese apoyo psicológico.

Recuerde no dar falsas expectativas sobre posibles soluciones fáciles o inmediatas, así como minimizar la problemática o decidir por las participantes.

Condiciones necesarias para la aplicación del Programa

Consideraciones previas a la aplicación del Programa

1. Contemple la posibilidad de integrar en las sesiones grupales el uso del rotafolio para enfatizar de manera verbal y visual ideas o conceptos claves generados durante las sesiones (a manera de ir recapitulando).

2. Lea detenidamente esta sección, con el fin de precisar aspectos relevantes, como la preparación de materiales de apoyo muy particulares a cada sesión, destacar ideas o conceptos claves y para valorar la necesidad de aplicar algún ejercicio que se adecue a las características del grupo.
3. Conocer de antemano a las participantes personalmente o a través de las entrevistas previas, ello le permitirá desarrollar un mejor trabajo grupal.

Duración

Ocho sesiones semanales de dos horas cada una.

Arreglo del espacio físico

1. Siempre que se pueda hay que tratar que las personas se sienten en círculo, de manera que la facilitadora sea una participante más y se genere la sensación de que todas están aprendiendo a la par; no hay maestras y alumnas. Aunque las sugerencias de la facilitadora, y su papel de guía, tienen un gran peso.

2. Procure que el lugar sea lo suficientemente iluminado y ventilado.

Tamaño del grupo

No más de 15 participantes.

Material

Cada participante tiene que contar con un material educativo *¿Es difícil ser mujer? Una guía sobre depresión* y un cuaderno para sus notas. Asimismo, es de utilidad que se le proporcione a cada una, una copia de las *reglas del grupo, los recordatorios* y *los objetivos del taller,* que son:

1. Conocer qué es la depresión y las situaciones que llevan a ésta.
2. Sugerir acciones que les ayudarán a manejar su depresión.

Recordatorios[6]

1. Se presentan en este manual en la descripción de cada sesión.
2. Son afirmaciones presentadas en papelitos de colores con una de las ideas más importantes trabajadas en cada sesión.
3. Como su nombre lo indica, su función es recordarle a la participante el punto sobre el que se le sugiere trabajar esa semana.
4. Se reparte al final de cada sesión y se les recomienda lo pongan en algún lugar donde lo puedan ver con frecuencia. Algunos de los lugares referidos por las participantes son: en el espejo de la recámara, su monedero, el refrigerador y su cuaderno.
5. También puede sugerirles, que *si lo creen conveniente*, lo compartan con la familia y la animen a participar en el proceso de cambio.

Sobre la dinámica de la intervención

Lecturas

1. La lectura del material educativo se presenta como una actividad básica, pues es el punto de partida para socializar la información a través de la participación grupal.

2. Lo importante *no es aprenderse los conceptos*, sino poder dar sentido a sus vivencias personales.

---

[6] Consulte en el Anexo C de este manual el documento titulado "Recordatorios" a fin de contar con ellos de manera integrada.

3. La lectura la puede realizar la facilitadora o una participante que tenga habilidad suficiente para hacerlo. Una puede leer la parte de *la comadre* y otra los demás textos. Se sugiere anotar en una cartulina, rotafolio, o bien, en el pizarrón los puntos principales de la lectura, según sean externados por las participantes y los que usted considere pertinentes.

4. La lectura se transforma en una estrategia dinámica, en la medida en que se comente a partir de las experiencias personales y se propicie en el trabajo grupal un ambiente en el que todas sean escuchadas y participativas, y se creen las condiciones para externar lo que piensan y sienten.

5. La lectura en voz alta asegura que todas conozcan el contenido del libro base y permite, además, centrar la discusión del grupo en un lapso breve y, dejando el resto para la reflexión y los comentarios.

6. La lectura en voz alta permite enfatizar aspectos relevantes a través de pausas, cambios de tono y volumen de voz.

Participación y asistencia

1. En general, las mujeres llegan motivadas al taller, aunque su participación en el grupo es muy variada.

2. Algunas casi no hablan y otras acaparan la palabra. Es muy difícil limitar la participación de las segundas a un tiempo razonable, pero hay que recordarles que todas deben tener tiempo para hablar.

3. En los casos de quienes no participan, puede utilizar algunas de las siguientes sugerencias: que den su opinión respecto a uno de los casos presentados en el libro. Lance una pregunta que tenga que ver con la actitud de alguno de los personajes, pregunte lo que les sugiere una frase, idea o comentario plasmado en el libro (si es necesario, léanlo nuevamente en voz alta); retome alguna viñeta y analice conjuntamente lo que ésta nos dice (por ejemplo, los diálogos entre los personajes y la actitud de éstos). A veces puede pedirles que comenten algún aspecto siguiendo un orden (de derecha a izquierda, por ejemplo), para que todas hablen, pero nunca se debe presionar a alguien que no quiere hablar para que lo haga.

4. A veces después de la sesión hay quienes quieren hablar en privado. Qué tanto tiempo dedicarles, tiene que ver con el tiempo

disponible. Es importante motivarlas a participar en grupo y no que se opte por la atención individual.

5. Hay que señalar la importancia de asistir a todas las sesiones. Aún cuando falten a una de ellas, debe insistir para que continúen con el curso. Entre las dificultades que se podrían presentar, están las responsabilidades que tienen; por ejemplo, que no cuenten con apoyo para el cuidado de sus hijos mientras asisten al taller. Al respecto, es conveniente facilitarles alguna opción de cuidado alternativo o servicio con el fin de que ellas puedan asistir.

Unidad 4

Dinámica
de trabajo por sesión

Objetivos

* Identificar la dinámica de trabajo de cada una de las sesiones que conforman la intervención en sus diversos elementos: actividades y ejercicios; temas por abordar; materiales a utilizar y tiempo aproximado para el desarrollo de cada una de las actividades.

* Contar con los conocimientos para la aplicación de la intervención tomando en cuenta los siguientes aspectos:

  • Establece un buen *rapport* con el grupo en la primera sesión.
  • Aplica de manera adecuada las reglas del grupo durante la intervención.
  • Identifica la importancia que tiene al inicio de cada una de las sesiones, el recuperar la experiencia de las mujeres en la realización de las actividades en casa.
  • Orienta y motiva la participación a partir de la lectura del libro *¿Es difícil ser mujer? Una guía sobre depresión.*
  • Reconoce la importancia de dar contención a las mujeres.
  • Identifica el propósito y las características de aplicación de las reflexiones y actividades prácticas.
  • Reconoce la importancia de ser explícita en el cierre y conclusiones de cada una de las sesiones para señalar las actividades que las mujeres realizarán en casa y motivar su participación en el taller.
  • Identifica la necesidad de realizar un buen cierre de la intervención al destacar los aspectos relevantes vividos durante el taller; motivar a las mujeres a continuar trabajando en casa; explicar al grupo la utilidad de la Guía de actividades para el futuro.

Introducción

Los contenidos de esta unidad detallan la dinámica de trabajo de cada una de las ocho sesiones en que está estructurado el programa.

Anteriormente la intervención estaba conformada en seis sesiones y, aun cuando resultó ser efectiva, evaluaciones muestran que la misma puede mejorar su efectividad con dos sesiones adicionales.

Describimos las actividades sesión por sesión; la idea es que estas sugerencias no se sigan de manera rígida, sino que constituyan una guía para su conducción.

Dinámica de trabajo de cada una de las sesiones

Cada sesión se presenta conforme a los siguientes aspectos:

- En primer lugar, aparecerá el número de la sesión que corresponda, los objetivos que se pretende lograr, así como el resumen de la misma.
- Enseguida encontrará de forma sintetizada y en un cuadro el plan de trabajo de la sesión, que le permitirá observar de manera integral los puntos por abordar.
- Posteriormente, se describe con detalle la dinámica de trabajo de ésta.

Sesión 1

Contenido

1. Bienvenida.
2. Presentación de la dinámica del taller.
3. ¿Qué es la depresión?

Objetivos

- Ubicar los propósitos del taller y la dinámica de trabajo a seguir en cada una de las sesiones.
- Explicar la forma en que las mujeres utilizarán el libro *¿Es difícil ser mujer? Una guía sobre depresión.*
- Identificar qué es la depresión y los síntomas que se presentan, con base en la lectura del libro y la reflexión personal surgida de la misma.
- Tener la vivencia de un ejercicio de relajación, para que las mujeres puedan practicarlo en casa, cuantas veces sea necesario.

Resumen de la sesión

Esta primera sesión es relevante, ya que de ella depende que las mujeres tengan claridad sobre las características y alcances del taller, así como de la dinámica de trabajo a seguir. En este sentido, los aspectos motivacionales cobran especial relevancia.

Llegue con el tiempo suficiente a la sesión, disponga las sillas de manera adecuada y tenga a la mano los materiales que utilizará: gafetes con los nombres de las participantes, cartulina y/o fotocopias con las reglas del grupo, el recordatorio, así como aquellos materiales que considere necesarios.

Respete los tiempos destinados para cada una de las actividades, a fin de cubrirlas con suficiente tiempo; tenga en cuenta que es importante que las mujeres cuenten con el tiempo para participar.

Plan de trabajo para la sesión 1

Actividades	Temas	Materiales	Tiempo aproximado (en minutos)
1. Introducción	• Introducción	• Gafetes con los nombres de las participantes	35
2. Presentación de las participantes	• Bienvenida • Presentación de participantes y coordinadora		
3. Explicación de las reglas del grupo	• Reglas del grupo	• Fotocopias y/o cartulina con las *reglas del grupo*	
4. Presentación de la dinámica del taller	• Características y dinámica del taller	• Rotafolio	
5. Lectura uno	• Para comenzar, ¿cómo utilizar el material educativo?	• Libro *¿Es difícil ser mujer? Una guía sobre depresión* (págs. 11 a 17)	5
6. Preguntas y comentarios			10
7. Lectura dos	• ¿Qué es la depresión? • Síntomas de *la depresión*	• Libro (págs. 18 a 31)	10
8. Preguntas y comentarios			15
9. Ejercicio uno	• Ejercicio de relajación		25
10. Comentarios.			10
11. Actividades en casa	• Practicar relajación • Releer págs. 11 a 31 • Recordatorio	• Recordatorio uno: *"Yo importo, por eso me doy tiempo a mí misma"*	5
12. Cierre de la sesión, integre los aspectos relevantes de ésta y motive a las participantes a continuar			5

1. Introducción a la sesión

Le sugerimos que inicie la sesión *presentándose*. Para hacerlo puede incluir además de su ocupación, su estado civil, etcétera, y los motivos que la llevaron a realizar este trabajo, así como algunas experiencias personales sobre el tema de la depresión. Posteriormente, puede explicar *los objetivos y la dinámica* del taller.

a. Objetivos y dinámica del taller

Los objetivos de estas ocho sesiones son:

- Darles a conocer qué es la depresión y las situaciones que llevan a padecer este trastorno.
- Sugerirles algunas acciones que les ayudará a manejar sus sentimientos de depresión. Esta información se encuentra en el material educativo *¿Es difícil ser mujer? Una guía sobre depresión.*

Dinámica

a. Lectura del libro.
b. Tiempo para externar preguntas y comentarios.
c. Repaso de puntos clave.
d. Sugerencia de actividades para realizar en casa y cierre.
e. Lectura y repartición del recordatorio.

A partir de la segunda sesión se iniciará con los comentarios de las experiencias y actividades realizadas en casa. Incluye hablar acerca de la utilidad que para ellas tuvo el recordatorio.

Algunos puntos que puede tocar en la introducción son los siguientes:

- El problema de la depresión es común en muchas mujeres de todo el mundo.
- Muchas de ellas no lo saben, y un número elevado de las que se dan cuenta no saben qué hacer.
- Aquí vamos a hablar de qué es la depresión y qué pueden hacer para salir de ella.
- Durante las sesiones se irán dando cuenta de que todas tenemos problemas que pueden estar ligadas a la depresión.
- Si hablamos de ellos, no nos sentiremos solas.
- Podemos aprender unas de otras.

Puede motivar a las participantes saber que muchas mujeres han tomado este taller y que la mayoría ha expresado que ha tenido alguna influencia (34%) o mucha influencia (63%) en sus vidas. Que como resultado del taller, han visto mejorar la manera en que enfrentan sus problemas, los entienden mejor, mejoraron su estado de ánimo, cambiaron su manera de pensar, se conocen y aceptan más, tienen menos problemas y obtuvieron información importante.

2. Presentación de las participantes

Para que las mujeres se presenten en el grupo es conveniente darles algunos elementos, con el fin de que se sientan más seguras y se eviten las presentaciones largas. Los aspectos que pueden incluir son: nombre, estado civil, ocupación y motivo por el que asisten al taller. También es interesante escuchar cuáles son sus expectativas de las sesiones y tomarlas en cuenta para ver que se cumplan, y si se encuentran dentro de los objetivos del taller.

Si espontáneamente no van presentándose, se puede establecer un orden para que lo vayan haciendo.

Esta presentación le permitirá:

- Identificar intereses particulares del grupo y de cada una de las participantes.
- Darse una idea del tipo de problemática que presentan y los posibles recursos que se pudieran necesitar y que no están incluidos en el curso (por ejemplo, instituciones para la canalización de discapacitados).
- Conocer y, en su caso, aterrizar las expectativas y alcances del taller.
- Crear cohesión en el grupo.

Un ejemplo de expectativa acertada es aquella que se refiere a un cambio de ella (es decir, mejorar el estado de ánimo), aunque son frecuentes otras expectativas que no son satisfechas directamente por el taller como resolver un problema con un hijo. En esos casos se debe aclarar que el taller está dirigido a las mujeres, con lo que, indirectamente puede ayudarlas a lidiar con ese problema, así como sentirse mejor y tener mayores habilidades para resolver los propios. Pero esto no necesariamente hace que otros cambien.

3. Explicación de las reglas del grupo

En este punto es importante explicar las reglas del grupo, ya que de éstas depende que el taller se desarrolle con armonía y respeto. Es conveniente que las lean en voz alta y las comenten. Entregue una copia de las reglas a cada una y, si es posible, manténgalas visibles, en un rotafolio o cartulina durante todo el taller, tal como se muestra a continuación:

Reglas del grupo

- *Llegar a tiempo*. Es una manera de mostrar respeto entre las participantes y favorece el cumplimiento de los objetivos de las sesiones.
- Hacer un esfuerzo por *asistir a todas las sesiones*.
- Tratar de *realizar los ejercicios* que se sugieren en cada sesión.
- *Mantener confidencial lo que se dice en el grupo*. Es importante que todas se sientan seguras de que nada de lo que se diga en el grupo se va a repetir afuera, sobre todo los problemas personales. Esto no quiere decir que no se pueda, y que además no sea muy útil compartir con otras personas lo que se va aprendiendo en el taller sobre la depresión, pero sin hacer referencia a las personas en particular.
- Desarrollar una *actitud de compañerismo y de ayuda entre las mujeres del grupo*, ya que esta solidaridad es la que ha ayudado a muchas mujeres a salir adelante.
- *Compartir ideas* y *experiencias* con las demás participantes.
- *Hacer todas las preguntas que quieran*. Aquí no hay preguntas tontas.
- *Tratar de no acaparar la palabra*, ya que tiene que haber tiempo para que todas hablen.
- *Tratar de escuchar con atención a las demás*, de tal manera que sean capaces de repetir lo que otra persona dice. Escuchar de la misma manera que les gustaría ser escuchadas.
- *No juzgar* a las demás personas.
- *Tratar de no dar consejos*; más bien compartir una situación similar a la que alguien expresa y decir cómo se sintieron o qué hicieron para salir adelante.
- Es válido expresar *cualquier sentimiento*.

4. Presentación de la dinámica del taller y entrega del material

Presente en términos globales el programa de actividades y de manera particular el de la primera sesión. Explique que el taller consiste en ocho sesiones con una duración de dos horas cada una, en ellas efectuarán la lectura del libro, así como la realización de algunos ejercicios, mismos que podrán realizar en casa.

Cerciórese de que todas tengan el material educativo del taller y un cuaderno. Pídales que los lleven a cada sesión y que mientras dure el taller no lo presten (ya que hay mujeres que en ocasiones lo han hecho).

En nuestra experiencia, las mujeres que asistieron a los talleres lo hicieron con entusiasmo. Su función como facilitadora es mantenerlo y hacer lo posible por crear un clima de confianza.

5. Lectura uno: Para comenzar y cómo utilizar el material educativo (págs. 11 a 17)

Ejes de reflexión

- *La depresión es un problema común.* Busque quitar el estigma normalmente asociado a la depresión. Todos nos podemos deprimir alguna vez en nuestra vida.
- *Se presenta más en las mujeres, aunque los hombres también se deprimen*, pero a menudo lo esconden. Les puede preguntar cómo han visto que ellas la manejan, en comparación con los hombres.
- Importancia de darse un tiempo para ellas. Este aspecto es uno de los *puntos centrales del taller.* Tómese un tiempo para explicarles de qué manera éste es uno de los cambios más importantes que debe hacer una mujer para reducir su depresión y mejorar o resolver otros aspectos de su vida o su relación con otros. Este tiempo puede dedicarlo a leer el libro u otros que le gusten, puede escribir, reflexionar, descansar, divertirse, tomar un curso, visitar a alguna amiga o lo que quieran. Durante las sesiones subsecuentes hay que remarcar este aspecto.
- *Importancia de compartir en el grupo y/o con personas a las que les tengan confianza* lo que se va aprendiendo así como las experiencias personales.

6. Preguntas y comentarios

Prepárese: normalmente la temática del libro por sí misma genera la participación de las mujeres, ya sea con comentarios sobre la propia vida o sobre personas que conocen. Muchas preguntas que se formulen ahora sobre la depresión se van a contestar en el siguiente capítulo, así que en este nivel no hay que profundizar mucho.

Se sugiere vaya anotando en rotafolio los aspectos que surgen en esta lectura. Puede leer primero el caso de Esperanza y después comentarlo, para posteriormente dar lectura a los síntomas.

7. Lectura dos: La depresión y sus síntomas (págs. 18 a 31)

Ejes de reflexión

- El caso de Esperanza: ¿cómo influyen las experiencias de la vida en la aparición de la depresión?

- Síntomas de la depresión: la depresión no sólo es tristeza, hay otros síntomas que se tienen que reconocer.
- Tipos de depresión según el grado de malestar que se presenta. Se requiere de ayuda profesional cuando la depresión es severa.

8. Preguntas y comentarios

- Dé tiempo para que las participantes comenten sus impresiones y dudas.
- En caso de que el grupo no participe espontáneamente, es útil llevar algunas preguntas preparadas, como por ejemplo: "¿Habían oído hablar sobre la depresión? ¿Alguna de ustedes o un familiar o amiga ha estado deprimido? ¿Conocen algún caso como el de Esperanza? ¿Qué piensan del caso de Esperanza?"
- Pueden ir leyendo cada uno de los síntomas e ir diciendo (levantando la mano) quiénes los tienen. De esta manera se estaría realizando el ejercicio de reflexión de este capítulo.

> Es frecuente que las mujeres comiencen a identificar las temáticas abordadas en el material con la situación y problemas de sus hijas(os). Es necesario hacer hincapié en que este taller es para ellas, para que se den un espacio, escuchen y se apoyen, de lo contrario es difícil que puedan ayudar a los demás. Es conveniente recordarles que hablen de ellas.
>
> El caso de Esperanza con frecuencia fue interpretado en los grupos con un sentido distinto al que tiene. El caso pretende destacar los síntomas, así como el hecho de que la niñez de Esperanza influyó en su mala elección de pareja. Además de que él la engaña, pues es un hombre casado. No pretende sugerir que Esperanza es culpable por separar a una pareja y que su castigo sea la depresión, como algunas mujeres lo entendieron.

9. Ejercicio de relajación

Objetivos

- Proporcionar a las participantes una herramienta para reducir la tensión y la ansiedad.
- Ayudar a mejorar el estado de ánimo.

Instrucciones

1. Explique los objetivos del ejercicio.
2. Indique a las participantes cómo disponerse físicamente en el espacio.
3. Mencione que es probable que la primera vez que lo realicen no sientan mucho el efecto porque, como muchas otras cosas, hay que practicarlo para ir adquiriendo poco a poco la habilidad de relajarse.
4. Explique el ejercicio siguiendo las indicaciones para ello.
5. Puede acompañar el ejercicio con música que se consigue especialmente para este fin.
6. Sugiera a las participantes grabar las instrucciones para hacerlo en casa.
7. Explique el ejercicio.

Proporcione las siguientes recomendaciones para practicar en casa:

- Busca un lugar tranquilo y agradable.
- Elige una hora del día en la que haya menos probabilidad de ser interrumpida.
- Escoge una posición cómoda.
- Si crees que te sirve, puedes grabar las instrucciones del ejercicio que haremos ahora, para escucharlo en casa.
- Ten presente que la forma en que logres imaginar lo que se te pide es la correcta, puede ser una imagen clara como una foto, colores o sensaciones.
- No te preocupes por el resultado, sólo practícalo lo mejor que puedas.
- Hacer algunas inhalaciones y exhalaciones profundas y lentas; después, respirar normalmente para no hiperventilarse, ya que eso te hará sentir mareada.

Instrucciones para realizar el ejercicio en la sesión

Lea de manera muy pausada y tranquila:

1. Colócate en una posición que te sea cómoda, ya sea sentada o recostada. Ahora, comienza por respirar varias veces profundamente. Mientras sigues respirando de esta forma, contén la respiración durante unos segundos y exhala, relájate y vuelve a respirar normalmente. Con cada aspiración siente el aire entrar suavemente hasta tus pulmones, cuando exhales, siente cómo con el aire salen las tensiones y la incomodidad. Mientras te preparas para respirar nueva-

mente, sostén el aire dentro lo más que puedas, expandiendo tu pecho lo más posible y exhala nuevamente, sintiendo cómo con el aire salen las tensiones y la incomodidad. Bien, ahora inhala, sostenlo bien y exhala, soltando toda la tensión que aún puedas tener en el pecho. Relájate y comienza a respirar normalmente, utilizando de vez en cuando la respiración profunda para continuar sintiéndote relajada y alerta, pero evitando hacer un esfuerzo.

2. Deja que tus brazos y tus piernas descansen. Muévete lo necesario hasta que encuentres la mejor postura para ti. Comienza a sentir tu cuerpo cada vez más pesado y siente cómo se hunde en el lugar en el que estás en este momento. Estás alerta, y conforme mejor te acomodas y te relajas, sientes tu cabeza muy pesada. Tu cuello también pesa más y más. Siente el peso de tus hombros conforme te sumerges en tu lugar cálido y cómodo. Respira profundamente soltando más tensión conforme exhalas. Sientes tu cuerpo agradablemente pesado. Inhala. Exhala, sintiendo cómo sacas la tensión que aún quedaba en tu pecho. Siente tu estómago relajándose mientras te hundes en el lugar donde te acomodaste. Siente tus nalgas pesadas y relajadas. Respira profundo. Ahora concéntrate en tus piernas, primero tus muslos, tus rodillas, tus pantorrillas, tus tobillos y tus pies. Comienza a sentir lo relajado, pesado y tibio que está tu cuerpo. Siente cómo se relajan tu vientre y tu área genital. Mientras respiras, libera cualquier tensión que estés guardando (deja pasar un minuto antes de seguir).

3. Ahora respira lenta y profundamente, y conforme el aire llegue a tus pulmones, imagina que éste comienza a brillar, pareciendo un arroyo de luz brillante y suave. Mientras respiras, imagina este arroyo de luz volviéndose cada vez más brillante al llenarse con la bondad y la energía positiva que le quieres enviar a todo tu cuerpo. Respira profundamente. Cuando exhales, envía esta luz suave y brillante alrededor de tu cuerpo. Ahora la luz te rodea, date cuenta del agradable sentimiento que esto te produce. Te sientes cómoda mientras imaginas esta luz alrededor de ti, llena de bondad y energía positiva.

4. Ahora, respira profundamente pero con suavidad, dirige tu atención hacia tu estómago, respirando y exhalando con lentitud. Siente tu pecho, cómo se eleva y desciende con cada respiración (permite que respiren profundamente tres veces). Tu cuerpo se siente tibio, cómodo y seguro. (Haz una pausa.) Lentamente, comienza a abrir

los ojos, regresa al lugar en el que estás. Haz conciencia del cuarto en el que estás, ve la luz. Toma conciencia de los muebles y suavemente regresa al aquí y al ahora, sintiéndote aún segura y relajada.

10. Comentarios sobre el ejercicio de relajación

Una vez que haya concluido el ejercicio de relajación, dé un espacio para los comentarios que surjan entre las participantes con relación al mismo, quizá puedan externar alguna duda o inquietud al respecto.

11. Actividades en casa

a. Volver a leer el capítulo.
b. Sugiera a las participantes que vuelvan a realizar el ejercicio de relajación por lo menos un par de veces más. Subraye la importancia de hacer este ejercicio.

Repártales el siguiente recordatorio y explíqueles qué es y cómo usarlo.

Recordatorio uno:

Yo importo, por eso me doy tiempo a mí misma.

Explique la importancia del recordatorio en esta sesión. Mencione que éste es el cambio más importante que pueden lograr con el taller, porque les permitirá hacer muchas otras cosas que quieren. Sugiérales, si lo creen conveniente, que lo compartan con la familia.

12. Cierre de la sesión

Agradezca su participación y recuérdeles el lugar y la hora de la siguiente sesión. Pida que no olviden traer su libro y su cuaderno. Infórmeles que si tuvieran que faltar a una sesión pueden asistir a las siguientes.

Sesión 2

Contenido

1. Formas de pensar de la persona deprimida.
2. Identificar síntomas de la depresión.
3. Factores que influyen en la depresión.
4. Ejercicio: nuevas maneras de comportarnos.

Objetivos

- Compartir las formas de pensar con las que las mujeres se identifican, con base en la lectura del libro *¿Es difícil ser mujer? Una guía sobre depresión* y la reflexión personal acerca de éste.
- Identificar las características de la depresión.
- Reconocer los factores que influyen en la depresión, cuáles han estado presentes en las mujeres.
- Practicar ejercicio *Nuevas formas de comportarnos,* con el propósito de mejorar el estado de ánimo.

Resumen de la sesión

Para dar entrada a la segunda sesión, es importante retomar las actividades realizadas en casa por las mujeres: el uso dado al recordatorio y su experiencia de aplicación del ejercicio de relajación.

Los aspectos que se abordarán en esta sesión atienden al reconocimiento, de las formas de pensar de la persona deprimida, las características de la depresión, la identificación de los síntomas de depresión, así como el reconocimiento de los factores que han influido en la presencia de depresión en su vida. Asimismo, se realiza un ejercicio, el cual es una invitación a las mujeres para practicar nuevas formas de comportarse.

Es importante seguir motivándolas para que asistan al taller, así como poner en práctica lo visto en cada una de las sesiones, escribir sus experiencias y realizar en casa las actividades sugeridas.

Plan de trabajo para la sesión 2

Actividades	Temas	Materiales	Tiempo aproximado (en minutos)
1. Introducción y comentarios sobre experiencias y actividades realizadas en casa	• Ejercicio de relajación • Sesión 1 • Recordatorio 1	• Gafetes con los nombres de las participantes • Rotafolio	15
2. Lectura tres	• Formas de pensar de la persona deprimida	• Libro *¿Es difícil ser mujer? Una guía sobre depresión* (págs. 32 a 35) • Fotocopias con las formas de pensar de la persona deprimida (opcional)	10
3. Preguntas y comentarios			10
4. Reflexiones del capítulo uno	• Identificación de los síntomas de depresión	• Libro (págs. 36 y 37)	20
5. Lectura cuatro	Por qué nos deprimimos. Factores que influyen en la depresión: • Historia infantil • Acontecimientos de la vida • Factores biológicos • Condición social de la mujer • Factores sociales	• Libro (págs. 38 a 51)	10
6. Preguntas y comentarios			10
7. Reflexiones del capítulo dos	• Factores asociados a la depresión que se encuentran en la vida	• Libro (págs. 52 a 53)	15
8. Ejercicio dos	• Ejercicio: *Nuevas maneras de comportarnos* • Platicar con alguien a quien le tengamos confianza • Ver seguido a las personas que nos agradan	• Libro (págs. 155 a 161)	20

continúa ⇨

continuación ⇨			
	• Obtener más información sobre algún problema que tengan • Exigir mayor responsabilidad de los miembros de la familia en las actividades de la casa		
9. Actividades en casa	• Ejercicio: *Nuevas maneras de comportarnos*	• Recordatorio dos *"Realizar actividades que me gustan, me hacen sentir valiosa y mejora mi estado de ánimo."*	5
10. Cierre de la sesión: integre los aspectos relevantes de la sesión y motive a las participantes a continuar con el taller			5

1. Introducción y comentarios sobre sus experiencias y las actividades realizadas en casa

La facilitadora inicia la sesión haciendo preguntas a las participantes sobre:

- Su vivencia de aplicación del ejercicio de relajación en casa.
- Qué otras cosas les resultaron interesantes y quisieran compartir con el grupo.
- Relaten la experiencia que tuvieron con el recordatorio.
- Si escribieron algo en su cuaderno y quisieran compartirlo con el grupo.

Si les fuera difícil comenzar a hablar, se puede establecer un orden e ir preguntando una por una.

Si no realizaron ninguna de las actividades anteriores, es importante saber las razones para poder ayudarles y motivar a que en el futuro las hagan: "Sabemos que son muchas las situaciones que pueden impedirles leer el libro, así como realizar los ejercicios, por ejemplo, tener poco tiempo para ustedes mismas, etcétera".

Hay que decirles que volver a leer nos permite detectar aspectos no identificados en una primera lectura; que la lectura es un espacio que nos damos para reflexionar y dialogar con nosotras mismas y que si la compartimos con alguien de nuestra plena confianza, nos permite ampliar nuestra visión sobre las experiencias.

2. Lectura tres: formas de pensar de la persona deprimida (págs. 32 a 35)

Ejes de reflexión

- Identificar las formas más comunes de pensar de las personas que presentan depresión.

3. Preguntas y comentarios

- ¿Les parecen familiares estas formas de pensar? Podrían comentar si les sucede a ellas y cómo. Podrían introducirse las reflexiones del capítulo.
- Se puede volver a leer cada forma de pensar y pedirles que comenten si incurren en ellas y cómo; que levanten la mano quiénes se identifican con éstas. De esta manera se estaría realizando el ejercicio de reflexión.

4. Realización de las reflexiones del capítulo uno (págs. 36 y 37)

- Invite a las participantes a realizar las reflexiones del capítulo uno.
- Revise los síntomas de manera conjunta uno por uno y pida que levanten la mano quienes los presentan.
- De manera voluntaria, las participantes hablarán de su reflexión personal (durante 10 minutos).
- Si hay poco tiempo, indíqueles que anoten en su cuaderno el número de síntoma o la letra de la forma de pensar que tienen ellas, y que se den un tiempo para completarla, por ejemplo en la tarde.

5. Lectura cuatro: Por qué nos deprimimos (págs. 38 a 51)

Ejes de reflexión

- La depresión es causada por muchos factores: biológicos, experiencias de la infancia, acontecimientos difíciles de la vida y factores sociales y de género.
- El caso de Cristina: ejemplo de la multiplicidad de factores que inciden en la aparición de la depresión.
- Factores biológicos y sociales.

6. Preguntas y comentarios

- Puede iniciar la reflexión a partir del dibujo de la página 41, preguntando qué entienden por cada uno de los factores. Amplíe la información a fin de que quede lo suficientemente clara.

- El caso de Cristina sirve de ejemplo para ilustrar cada uno de los factores. También puede iniciarse la reflexión a partir de las siguientes preguntas: "¿Qué piensan del caso de Cristina? ¿A alguna de ustedes le ha pasado algo similar? ¿Tienen algún familiar (biológico) que haya padecido depresión? ¿Han padecido situaciones económicas extremas que las haya llevado a la depresión?"

> Las participantes suelen hacer preguntas sobre los factores biológicos, por lo que es conveniente que la facilitadora actualice sus conocimientos sobre estos aspectos. En cuanto a éste y otros puntos, es imposible que la facilitadora tenga conocimiento de todo, por lo que se debe sentir a gusto contestando que no sabe, y probablemente ofrecerse a investigar el punto para la siguiente sesión.
>
> Con respecto a los factores sociales, también suelen surgir preguntas con respecto a las condiciones de los hijos en caso de separación, divorcio, amantes, o hijos fuera del matrimonio. Es conveniente saber a dónde canalizar este tipo de dudas.

7. Reflexiones del capítulo dos (págs. 52 y 53)

- Invite a las participantes a realizar las reflexiones del capítulo dos.
- Indique que tienen 10 minutos para esta actividad.
- De manera voluntaria, las participantes hablarán de su reflexión personal (durante 10 minutos).

8. Ejercicio número 2: Nuevas maneras de comportarnos (págs. 155 a 161) del libro *¿Es difícil ser mujer? Una guía sobre depresión*

Explique el ejercicio, el cual se incluye aquí con el objetivo de que las participantes comiencen a practicar maneras de comportarse más asertivas y agradables, que les ayuden a disminuir los síntomas de depresión.

Se recomienda leer poco a poco las sugerencias dando tiempo para comentar cada una.

- Platicar con otras personas (págs. 155-156).
- Visitar a personas que nos agradan (pág. 157).
- Conocer gente nueva (pág. 157).
- Obtener información sobre algún problema que tengamos (pág. 158).
- Compartir responsabilidades con otros miembros de la familia (págs. 159-160).
- Otras actividades (pág. 161).

9. Actividades en casa

- Sugiera a las participantes que escojan alguna actividad de las vistas en sesión para realizar nuevamente en casa.
- Motívelas a que sigan participando.

Repártales el siguiente recordatorio y explíqueles qué es y cómo usarlo.

Recordatorio dos

> *Realizar actividades que me gustan, me hace sentir valiosa y mejora mi estado ánimo*

Explique que dedicar tiempo a la realización de actividades que les gusta, les será de gran utilidad para mejorar su estado de ánimo, así como sentirse valiosas.

10. Cierre de la sesión

La facilitadora les agradece su participación y les recuerda el lugar y la hora de la siguiente sesión. Pida que no olviden traer su libro y su cuaderno. Recuérdeles que si tuvieran que faltar a una sesión pueden asistir a las siguientes.

Sesión 3

Contenido

1. Introducción a la sesión.
2. Historia infantil.
3. Acontecimientos de la vida.
4. Reflexiones del capítulo cuatro: Acontecimientos de la vida.

Objetivos

- Identificar los aspectos de la historia infantil que influyen como causa de la depresión.
- Identificar los aspectos de acontecimientos de la vida que influyen para que se padezca depresión.
- Realizar y compartir las reflexiones del capítulo cuatro: Acontecimientos de la vida.

Resumen de la sesión

En esta tercera sesión, al igual que en las anteriores, es importante rescatar las actividades realizadas en casa por las mujeres: el uso del recordatorio y el ejercicio *Nuevas maneras de comportarnos*.

En esta sesión se abordan dos temas básicamente: historia infantil y acontecimientos de la vida; asimismo, se realizan las reflexiones correspondientes al capítulo cuatro. Acontecimientos de la vida. Las reflexiones del capítulo tres: "Historia infantil", se dejarán como actividades para realizar en casa debido a la importancia que éstas tienen y para lo cual las mujeres deberán tomarse el tiempo necesario.

Plan de trabajo para la sesión 3

Actividades	Temas	Materiales	Tiempo aproximado (en minutos)
1. Introducción y comentarios sobre experiencias y actividades realizadas en casa	• Ejercicio: *Nuevas maneras de comportarnos* • Sesión 2	• Gafetes con los nombres de las participantes • Rotafolio	20
2. Lectura cinco	Historia infantil • El rechazo, abandono, indiferencia, la falta de amor, la muerte de la madre o de alguien cercano • Autoestima y confianza en sí mismo • Violencia en la familia • Agresión sexual • Enfermedad de los padres	• Libro *¿Es difícil ser mujer? Una guía sobre depresión* (págs. 54 a 66)	5
3. Preguntas y comentarios			40
4. Lectura seis	Acontecimientos de la vida: • Separaciones, pérdidas y cambios • Expectativas altas • Persistencia de dificultades menores por periodos prolongados • Situaciones difíciles y amenazantes • Situaciones que deprimen más a las mujeres	• Libro (págs. 70 a 78)	5
5. Preguntas y comentarios			10
6. Reflexiones del capítulo cuatro	• Reflexiones del capítulo cuatro: Acontecimientos de la vida • Escribir las situaciones que vivieron y cómo se sintieron	• Libro (pág. 79)	*25*

continúa ⇨

continuación ⇨			
7. Actividades en casa	• Reflexiones del capítulo tres, Historia Infantil, (págs. 67 a 69) Escribir la historia de su vida y subrayar las situaciones que consideren se relacionan con sentimientos de depresión	Recordatorio tres: *"Con amor trato de entender mis experiencias de niña, de adolescente y actuales. Así comprendo mejor mi forma de ser y aprendo a aceptarme y quererme"*	10
8. Cierre de la sesión: integre los aspectos relevantes de la sesión y motive a las participantes a continuar con el taller			5

1. Introducción y comentarios sobre las actividades realizadas en casa

- La facilitadora inicia la sesión invitando a las participantes a compartir su experiencia en la realización de las actividades sugeridas en el ejercicio *Nuevas maneras de comportarnos.*
- Es importante que expresen cómo se sintieron al realizar las actividades sugeridas y los logros que obtuvieron.

2. Lectura cinco: Historia infantil (págs. 54 a 66)

Ejes de reflexión

- Situaciones que nos afectaron en la infancia: rechazo, abandono, indiferencia, falta de amor, la muerte de la madre, del padre o de algún familiar cercano.
- Cómo fue en el pasado la relación con los padres y cómo es en el presente.
- Comente que las reflexiones se efectuarán después de la lectura de las páginas indicadas.

3. Preguntas y comentarios

- Por lo general, después de esta lectura, las reflexiones se inician a partir de la expresión de sus propias vivencias. Aquí hay un tiempo suficiente para compartir estas experiencias.

- Hay que recordarles que hablen de ellas y no de sus hijos(as). En la medida en que ellas puedan entender las experiencias de su infancia, tendrán una mayor capacidad para entenderlos. Este taller no proporciona herramientas para resolver problemas de los hijos.
- Hay personas que se sienten mal al hablar de su infancia porque temen criticar o hablar mal de sus padres. Hay que reiterar que estos ejercicios no tienen como fin juzgar a sus padres, quienes probablemente hicieron lo mejor que pudieron, dadas las circunstancias de sus propias vidas. Enfatice que les puede ser muy útil entender cómo vivieron su niñez, ya que así podrán conocerse y entenderse mejor.
- Si hubiera mucha participación de las asistentes y se contara con poco tiempo para que todas lo hicieran, se puede dividir al grupo en pequeños equipos, con la finalidad de que haya tiempo suficiente para cada una de las participantes. La facilitadora puede distribuir el tiempo y dar el apoyo necesario a cada subgrupo.

Es frecuente que se compartan experiencias muy dolorosas acompañadas de llanto, ante lo cual es importante escucharlas con empatía y asegurarles que poco a poco se les enseñarán formas para manejar esos sentimientos y puedan dejarlos atrás. Permitir estas expresiones y mostrar comprensión y calma, ayuda al resto del grupo a sentirse en un ambiente de confianza, a expresarse libremente y sin temor.

4. Lectura seis: Acontecimientos de la vida (págs. 70 a 78)

Ejes de reflexión

- Las experiencias difíciles de la vida llevan a la mayoría de las personas a experimentar depresión. Son algunos ejemplos de este tipo de acontecimientos: las pérdidas por muerte o separación de seres queridos, los cambios en nuestra manera de vivir por retiro del trabajo, pérdida de la salud o cambio de residencia, así como las pequeñas dificultades pero constantes.
- Es importante considerar que existen algunos factores de riesgo, como problemas laborales, pobreza, desempleo, catástrofes naturales, así como experiencias de abortos.

5. Preguntas y comentarios

- Se espera que las participantes externen sus comentarios sobre estos eventos y los relacionen con su propia vida.

6. Reflexiones del capítulo cuatro (pág. 79)

- Pida que realicen el ejercicio de reflexiones del capítulo cuatro; página 79. Le sugerimos leer uno por uno cada acontecimiento de la vida (páginas 76 a 77) y preguntarles a quiénes les ha sucedido y si pueden hablar de sus sentimientos al respecto.
- Cuando se aborda este tema, es frecuente que haya personas que hablen de duelos no elaborados (personas queridas que han perdido y que siguen sufriendo por la pérdida). Es importante motivarlas a que posteriormente escriban o hablen sobre ellos para poder trabajar la pérdida. En caso de que el duelo sea muy complicado, sugiera buscar ayuda especializada.
- Señale que el ejercicio *Dar salida a nuestra tristeza, miedo y enojo,* que se verá en la siguiente sesión, les ayudará a trabajar su o sus pérdidas.

Con la colaboración de las participantes, la facilitadora hará un resumen de los puntos más importantes de la sesión. Por ejemplo, a partir de las temáticas abordadas: historia infantil y acontecimientos de la vida.

7. Actividades en casa

- La facilitadora sugiere que vuelvan a leer lo visto durante la sesión y que efectúen las reflexiones del capítulo tres Historia infantil (páginas 67 a 69). Se puede describir cómo hacer el ejercicio comentando la manera en que lo hace "*la comadre*".

Es conveniente mencionarles que:

- Es probable que encuentren muchos recuerdos dolorosos, pero es importante sacarlos poco a poco e ir aprendiendo a darse apoyo a sí mismas.
- En las sesiones que restan surgirán actividades que les ayudarán a superar estas situaciones.
- Lo primero por hacer es reconocer esas experiencias y para ello es recomendable que escriban la historia de su vida.

- Hay que enfatizar nuevamente la importancia de darse un tiempo a sí mismas. En ese tiempo pueden realizar estas actividades en casa, las cuales les serán de gran utilidad. Recuérdeles que no hay consecuencias negativas si no las pueden o quieren hacer y aunque no las hagan, se espera que asistan a la siguiente sesión.
- Sugiera que si se sienten muy tristes practiquen nuevamente el ejercicio de relajación.

Se les repartirá el siguiente recordatorio y se les explicará qué es y cómo usarlo.

Recordatorio tres

> *Con amor trato de entender mis experiencias de niña, de adolescente y actuales. Así comprendo mejor mi forma de ser y aprendo a aceptarme y a quererme.*

Este recordatorio les puede ayudar, no sólo a entenderse a sí mismas, sino también comprender mejor a los demás.

8. Cierre de la sesión

Agradezca al grupo su participación, recuérdeles el lugar y la hora de la siguiente sesión. Motívelas a que continúen.

Sesión 4

Contenido

1. Reflexiones del capítulo tres, Historia infantil.
2. Explicación del ejercicio: dar salida a nuestra tristeza, miedo y enojo.
3. Ejercicio de relajación y visualización.
4. Condición social de la mujer (parte uno).

Objetivos

- Compartir las reflexiones del capítulo tres, Historia infantil.
- Explicar el ejercicio *Dar salida a nuestra tristeza, miedo y enojo,* para realizarlo en casa.
- Realizar ejercicio de relajación y visualización, a fin de aligerar la experiencia de compartir reflexiones del capítulo tres.
- Iniciar la lectura del tema *Condición social de la mujer.*

Resumen de la sesión

Como podrá observar, en esta sesión se da tiempo suficiente para revisar las reflexiones sobre el capítulo tres, Historia infantil, así como la realización del ejercicio de relajación para aligerar los sentimientos y emociones que habitualmente se experimentan. Aquí es importante dar contención al grupo, si lo requiere; prepárese para ello y revise con oportunidad los ejercicios sugeridos y no olvide cumplir con sus propósitos.

En esta sesión se inicia el tema de *Condición social de la mujer,* en su primera parte.

Plan de trabajo para la sesión 4

Actividades	Temas	Materiales	Tiempo aproximado (en minutos)
1. Comentarios sobre experiencias y actividades realizadas en casa	• Reflexiones del capítulo tres, Historia infantil • Escribir la historia de su vida y subrayar las situaciones que consideren relacionadas con sentimientos de depresión	• Recordatorio • Gafetes con los nombres de las participantes • Rotafolio	45
2. Ejercicio	• Explicar ejercicio: Dar salida a nuestra tristeza, miedo y enojo	• Libro ¿Es difícil ser mujer? Una guía sobre depresión (págs. 149 y 150)	10
3. Ejercicios	• Ejercicio de relajación y visualización		30
4. Lectura siete	• Condición social de la mujer (parte uno) a. Cómo se nos enseña a ser mujer b. Adolescencia c. Etapa adulta d. Sexualidad	• Libro (págs. 81 a 95)	10
5. Preguntas y comentarios			15
6. Ejercicio en casa	• Ejercicio: *Dar salida a tristeza, miedo y enojo*	• Recordatorio cuatro: *"Puedo dejar atrás la tristeza, el miedo y el enojo"*	5
7. Cierre de la sesión: integre los aspectos relevantes de la sesión y motive a las participantes a continuar con el taller			5

1. Comentarios sobre sus experiencias y las actividades realizadas en casa

• Puede iniciar la sesión con preguntas generales sobre cómo se han sentido y cómo les fue en la semana. Probablemente comiencen a referirse espontáneamente al ejercicio y a las actividades realizadas en casa con el recordatorio, si no, pregúnteles directamente sobre estos aspectos.

- La realización del ejercicio en casa es muy importante, por lo tanto motívelas a que hablen de éste.
- Recuerde que es importante investigar por qué no se realizan los ejercicios y hacerles sugerencias al respecto como que se den tiempo, no importa cómo escriban, que lo intenten, si no pueden escribir, que platiquen estas experiencias con alguna persona de su confianza (puede ser al grupo); si no desean que alguien lea lo que escriben, después de hacerlo pueden romper el escrito.

> Ya que este ejercicio les hace recordar experiencias dolorosas, es importante darles apoyo. Decirles por ejemplo: "Entiendo lo que le pasa, en sus circunstancias mucha gente se sentiría igual que usted. Tiene razón de sentirse triste o enojada. Usted respondió de la mejor manera que pudo, de niña una puede hacer pocas cosas, pero de grande tiene la opción de tener otra actitud".

2. Ejercicio: Dar salida a nuestra tristeza, miedo y enojo (págs. 149 y 150 del libro *¿Es difícil ser mujer? Una guía sobre depresión*)

Explique el ejercicio; el objetivo es motivar a las mujeres a expresar los sentimientos que han mantenido guardados, por medio de la escritura de situaciones que han provocado tristeza, miedo o enojo, y después podrán destruirlos para dejarlos atrás.

Lea al grupo el siguiente ejemplo y analice la riqueza de escribir.

El ejemplo corresponde a las Reflexiones del capítulo 3, Historia infantil, donde una de las participantes, en sesión grupal, comparte el escrito realizado sobre su vida.

Participante: *Mi problema es distinto a los casos que he escuchado, mi problema es que tuve una educación sin límites. Cuando yo era niña, recuerdo que mi mamá se subía a un tapanco y se ponía a fumar todo el día y tomaba café. Mi hermana y yo nos quedábamos mucho tiempo solas: no nos bañaba, no jugaba con nosotros, no* *salíamos a jugar con otros niños ni tampoco íbamos a la escuela. Mi papá siempre estaba fuera de casa, siempre viajando, y cuando él estaba, se levantaba tarde, desayunaba, platicaba un rato y se iba.*

Creo que nadie se preocupó en enseñarnos a tener hábitos de limpieza, de orden, y organización. Por esos motivos tengo problemas con mi esposo, constantemente me dice que no sé educar a mis hijos, y que ya sabe que no es mi culpa pero siento que no me esfuerzo por cambiar, me da igual la conducta que tienen, sé que mi familia tiene muchos errores. A veces necesito a quién contarle cómo me siento, lo que me gusta, lo que me interesa, pero no cuento con nadie, no tengo amigas, no tengo familia. A él no le interesa lo que me gusta, se aburre o me critica, dice que no tengo temas de conversación interesantes, no me lleva con sus amistades, no sé si porque no tengo ropa presentable, porque no me sé arreglar, porque estoy gorda, porque no tengo dientes o porque soy ignorante.

Siento que aunque él no lo acepte, se avergüenza de mí. Si tiene algún compromiso social y me entero, prefiero no ir y se va solo. Esto me hace sentir muy mal, pues todo lo que a mí me gusta, a él le molesta. Así que tengo que interesarme mejor por sus cosas... y dejar las mías para que no peleemos.

Dejé de ir a fiestas, dejé mis amistades, dejé a mi familia, dejé mi trabajo. Todo el día estoy encerrada. Yo siento que éste es mi problema: en gran parte me tengo lástima, si alguien me enseña y me señala un error, lo ataco, diciendo que no soy perfecta, que si no sirvo para nada entonces para qué estoy, para qué estar conmigo. Y es que la verdad yo siento que me esfuerzo y que si algo me sale bien, no pasa nada.

Hay días que aunque me esmere y ponga atención en lo que estoy haciendo, por ejemplo, la sopa, o se me quema o se me sala, o sucede que se me rompe algo. No sé, todo me sale mal, me la paso recogiendo aquí, alzando allá, lavando, y siempre se me hace noche y no termino. A qué conclusión llego: que necesito hacer algo para superar estos sentimientos encontrados...

Haga ver a las participantes lo mucho que se puede obtener de escribir. Cómo inclusive alguien que se siente "tan ignorante" puede poner en palabras, de manera tan clara lo que le pasa. Anímelas a que lo hagan.

3. Ejercicio de visualización

Objetivo: Aligerar la experiencia anterior. Mejorar el estado de ánimo.

Duración

60 minutos

Material

Ninguno

Objetivo

Que las participantes aprendan, a través de la visualización, a generar un estado de ánimo positivo.

Procedimiento

Esta actividad se inicia con el ejercicio de relajación en el que se recorren los primeros cuatro pasos. A partir de entonces se sigue con las siguientes indicaciones (págs. 65-67).

1. Pídales que imaginen una situación o un lugar que les produzca paz y bienestar. Pueden imaginarse que están en un bosque, en la playa, o con alguna persona que las hace sentir muy bien.

2. Indíqueles que observen con detenimiento los colores del cielo, los árboles, el sol, el mar. Que recuerden cuando han tenido sensaciones de tranquilidad, la brisa, el viento, el sol en la piel, etcétera; la escenografía (su armonía, la belleza del lugar), el movimiento y los aromas, entre otros Que detallen lo más posible la escena e identifiquen lo que están haciendo y cómo se sienten. Que se queden ahí un rato disfrutando de la escena.

3. Cuando tengan clara la imagen pídales que le den un nombre, una sola palabra que la identifique.

4. Cuando tengan el nombre, indíqueles que tomen conciencia de su estado físico, mental y de su respiración Que almacenen en su memoria el nombre junto con la sensación actual.

5. Pídales que abran los ojos y recuerden el nombre que pusieron a la escena, así como las sensaciones que tuvieron.

6. Sin hablar, indíqueles que cierren nuevamente los ojos, que controlen la respiración (que respiren lento y profundamente varias veces) y ya controlada, que recuerden el nom-

bre, y con él la escena que crearon. Que disfruten un par de minutos de la imagen y los sentimientos que les producen. Nuevamente indique que abran los ojos.

7. Sugiera que realicen el ejercicio tantas veces como puedan, a cualquier hora, para lo cual sólo tienen que cerrar los ojos, controlar la respiración, recordar la palabra clave y evocar la sensación de bienestar.

4. Lectura siete: Condición social de la mujer (parte uno) (págs. 81 a 95)

Ejes de reflexión

¿Cómo se nos enseña a ser mujer?

- ¿Qué papel como mujer tuviste en la familia?
- ¿Qué ideas fuiste adquiriendo de lo que es ser mujer?
- ¿Qué responsabilidades o tareas te asignaron desde pequeña?
- ¿Qué actividades tenía tu madre en casa?
- ¿Tu padre y hermanos participaban en estas actividades?

Adolescencia

- ¿Cómo viviste tu adolescencia?
- ¿Contaste con información suficiente sobre cómo vivir tu sexualidad?
- ¿Estás satisfecha con tu elección de pareja?
- ¿En esta etapa de tu vida tuviste que renunciar a logros importantes, como continuar tus estudios?

Etapa adulta

- En esta etapa son muchos los roles que asumimos y, por tanto, también son muchas nuestras responsabilidades como madres y amas de casa, como trabajadoras fuera de casa (si contamos con un empleo), sobre la idea que tenemos de nuestra sexualidad, acerca del tipo de relación que establecemos con nuestra pareja, sobre la información con que contamos y la forma en que vivimos la menopausia, o si tenemos responsabilidades adicionales, como ser cuidadoras de otros.

Sexualidad

- ¿Estás satisfecha con la manera en que has vivido tu sexualidad?
- ¿Sufriste o actualmente sufres de algún tipo de violencia sexual?

- ¿Qué tipo de información consideras que necesitas?
- ¿Has recurrido a algún tipo de apoyo?
- ¿Consideras que requieres en este momento de algún apoyo?

Preguntas y comentarios

Cuando se les pregunta qué les hace pensar esta lectura, es muy probable que comenten experiencias significativas respecto a estos temas. Es común que hablen de las diferencias en cuanto a educación que recibieron hombres y mujeres en sus familias y de los sentimientos que generó; asimismo, de cómo ellas reproducen o no esta educación en sus hijos e hijas. En cuanto a la adolescencia, se pueden hacer comentarios sobre las presiones que vivieron cuando quisieron tener novio y para casarse.

En grupos anteriores ha habido muchas preguntas respecto a la sexualidad. Resulta muy útil que la facilitadora tenga a la mano bibliografía accesible para sugerir algunas lecturas a las participantes, así como una lista de instituciones a las que pueden acudir para solicitar ayuda, ya que en el taller no hay tiempo para responder a todas sus inquietudes.

5. Actividades en casa

- La facilitadora sugiere que vuelvan a leer lo visto durante la sesión
- Les reitera realizar en casa el ejercicio *Dar salida a nuestra tristeza, miedo y enojo.*
- Agradece la participación de las mujeres y las invita a continuar en el taller.

Se les reparte el siguiente recordatorio y se les explica qué es y cómo usarlo.

Recordatorio cuatro

Puedo dejar atrás la tristeza y el enojo.

Este recordatorio tiene el propósito de reforzar la experiencia vivida con la realización del ejercicio *Dar salida a nuestra tristeza, miedo y enojo.*

6. Cierre de la sesión

- Recupere los aspectos más relevantes de la sesión.
- Agradezca al grupo su participación, recuérdeles el lugar y la hora de la siguiente sesión.

Sesión 5

Contenido

1. Revisión de ejercicio realizado en casa: *Dar salida a nuestra tristeza, miedo y enojo.*
2. Condición social de la mujer (parte dos).
3. Reflexiones del capítulo cinco, *Condición social de la mujer.*

Objetivos

- Revisar los elementos referidos al capítulo *Condición social de la mujer.*
- Realizar las reflexiones correspondientes al capítulo *Condición social de la mujer.*

Resumen de la sesión

En esta sesión se revisa el capítulo correspondiente a *Condición social de la mujer* (parte dos), en el cual la perspectiva de género cobra especial relevancia en la reflexión individual y grupal. Si lo considera pertinente, previo a esta sesión, revise nuevamente el marco conceptual que da sustento al modelo de intervención, específicamente el rubro correspondiente al componente *perspectiva de género* y con ello contará con más elementos para trabajar esta sesión grupal.

Plan de trabajo para la sesión 5

Actividades	Temas	Materiales	Tiempo aproximado (en minutos)
1. Comentarios sobre experiencias y actividades en casa	• Revisión del ejercicio realizado en casa: *dar salida a nuestra tristeza, miedo y enojo* • Continuar con preguntas de *Condición social de la mujer* relacionadas con la sesión anterior	• Gafetes con los nombres de las participantes • Rotafolio	35
2. Lectura ocho	• *Condición social de la mujer* (2) a. Relación de pareja b. Maternidad c. Depresión pos-parto d. Menopausia	• Libro (págs. 96 a 105)	6
3. Preguntas y comentarios			20
4. Lectura nueve	• *Condición social de la mujer* (3) a. Rol de ama de casa b. Mujeres que trabajan fuera del hogar c. Cuidadoras de otros d. Algunos problemas comunes: alcohol y drogas en la mujer, alcohol y violencia en el varón	• Libro (págs. 106 a 118)	10
5. Preguntas y comentarios			15
6. Ejercicio	• Reflexiones capítulo cinco Condición social de la mujer • Repaso	• Libro (págs. 119 a 121)	25
7. Actividades en casa		Recordatorio cinco: *"Me gustaría ser una mujer..."*	5
8. Cierre de la sesión: integre los aspectos relevantes de la sesión y motive a las participantes a continuar con el taller			

1. Comentarios sobre sus experiencias y las actividades realizadas en casa

- Puede iniciar preguntándoles sobre cómo se han sentido y cómo les fue en la semana.
- Dé un espacio para que compartan su experiencia al realizar en casa el ejercicio *Dar salida a nuestra tristeza, miedo y enojo.*
- Atienda las preguntas relacionadas con los temas abordados en la sesión anterior referidos a la *Condición social de la mujer* (¿cómo se nos enseña a ser mujer?, adolescencia, etapa adulta y sexualidad).

2. Lectura ocho: Condición social de la mujer (parte dos) (págs. 96 a 105)

Ejes de reflexión

- **Relación de pareja**
  - ¿Es satisfactoria tu relación de pareja?
  - ¿Existe comprensión, apoyo y afecto en tu relación de pareja?
  - ¿Qué tipo de problemas tienes habitualmente con tu pareja?
  - ¿Consideras que necesitas algún tipo de apoyo?

- **Maternidad**
  - ¿Tu pareja participa en la educación de los hijos?
  - ¿Cuentan con los recursos suficientes para la educación de sus hijos?
  - ¿Estás satisfecha con tu papel como madre?
  - ¿Qué aspectos te gustaría mejorar?
  - ¿Consideras que hay aspectos de tu vida infantil no resueltos y que afectan tu papel actual de madre?
  - ¿Te das un espacio para atender necesidades personales, como por ejemplo, arreglo personal, descanso, visita a amistades, etcétera?

- **Depresión posparto**
  - ¿Recuerdas haber experimentado depresión durante el embarazo y después del parto?
  - ¿Consideras que esta situación te ha dejado algún tipo de culpa o malestar?

- **Menopausia**

  - ¿Tienes información suficiente sobre qué es la menopausia?
  - ¿Cómo estás viviendo este momento de tu vida?
  - ¿Cómo te gustaría vivir este momento de tu vida cuando llegue?

3. Preguntas y comentarios

- Estos temas motivan una gran participación. Se sugiere, una vez realizada la lectura, organizar pequeños grupos a fin de compartir las experiencias que sean significativas. Los ejes de reflexión se pueden repartir en hojas o tarjetas.
- Es importante preparar bibliografía, así como una lista de instituciones donde puedan acudir a solicitar ayuda.

4. Lectura nueve: Condición social de la mujer (págs. 106 a 118)

Ejes de reflexión

- **Amas de casa**

  - ¿Estás satisfecha con tu rol de ama de casa?
  - ¿Los integrantes de tu familia participan en las actividades del hogar?
  - ¿Te das tiempo para realizar otro tipo de actividades fuera del hogar?

- **Mujeres que trabajan fuera del hogar**

  - ¿Se distribuyen de manera adecuada los gastos de la casa entre la pareja?
  - ¿Cuáles son los beneficios del trabajo fuera del hogar?
  - ¿Qué problemas te ha generado el hecho de trabajar fuera de casa y que ha sido motivo de depresión?

- **Cuidadoras de otros**

  - ¿Tienes la responsabilidad o estás a cargo de algún familiar que presente algún tipo de discapacidad o enfermedad?
  - ¿Compartes con alguien esta responsabilidad?
  - ¿Existe la posibilidad de compartir esta responsabilidad con alguien?

- **Algunos problemas comunes: alcohol y drogas en la mujer, alcohol y violencia en el varón**

  - ¿Has recurrido o has deseado consumir algún tipo de droga o alcohol para sentirte mejor y salir de la depresión?
  - ¿Qué tipo de problemas has tenido debido al consumo de sustancias?
  - ¿Qué es lo que te ha detenido para no consumir este tipo de sustancias?
  - ¿Tu pareja consume algún tipo de droga o alcohol?
  - ¿Qué problemas has tenido que enfrentar debido al consumo de tu pareja?

5. Preguntas y comentarios

- Siga los mismos lineamientos de las sesiones anteriores.
- Es común observar que cuando se tratan estos temas, algunas mujeres tienden a dar consejos a otras. Recuerde a las participantes que entre las reglas del grupo se encuentra la importancia de hablar de lo que cada una ha hecho en casos similares, no así la conveniencia de dar consejos.

6. Ejercicio reflexiones acerca del capítulo cinco (págs. 119 a 121)

- Invite a las mujeres a realizar las reflexiones del capítulo cinco que se presentan en las páginas 119 a 121. Es conveniente explicarles cómo hacer el ejercicio con algunos ejemplos. La finalidad de este ejercicio es ayudarles a reflexionar sobre los distintos puntos abordados en el capítulo. Si se cuenta con tiempo suficiente, puede solicitar que alguna de las participantes comparta lo que escribió.

7. Actividades en casa

- Como siempre, se les recuerda la importancia de darse un tiempo a sí mismas, además de repasar las reflexiones del capítulo cinco.
- Repaso. Se les sugiere revisar los ejercicios anteriores y ver que los sigan poniendo en práctica, ya sea el de relajación, el de visualización, así como nuevas maneras de comportarse, que compartan sus experiencias y escriban cartas pendientes.
- Reparta a cada participante el siguiente recordatorio.

Recordatorio cinco

Me gustaría ser una mujer...

Explique qué hacer con este recordatorio:

"Lo importante es que escriban la o las características que les gustaría tener como mujeres, con base en lo que se ha revisado en el capítulo. Pueden inspirarse en las características de algunas mujeres que admiran. Una vez que las escriban, hay que releer el recordatorio varias veces al día durante toda la semana. Leer repetidamente el recordatorio facilita el cambio".

8. Cierre de la sesión

- Sugiera llenar este recordatorio después de que repasen sus reflexiones del capítulo cinco.
- Agradezca su participación y recuérdeles el lugar y la hora de la siguiente sesión.

Sesión 6

Contenido

1. Reflexiones acerca del capítulo cinco *Condición social de la mujer.*
2. Capítulo seis. *¿Qué hacer?*
   a. Definir qué nos pasa.
   b. Hacia una revalorización de nuestra persona:
      * ¿Cómo tratar nuestros errores?
      * ¿Cómo tratar nuestras cualidades?
3. Orientaciones para la realización del ejercicio en casa: *Escribir cosas positivas todas las noches.*

Objetivos

* Desarrollar algunos ejercicios del capítulo seis *¿Qué hacer?*
* Definir cuáles son sus principales problemas.
* Mejorar su autoestima.

Resumen de la sesión

A partir de esta sesión es importante el trabajo de reflexión que efectuarán las mujeres, con base en las actividades que han venido realizando a lo largo de cada una de las sesiones. Invítelas a retomar sus escritos personales, así como las actividades realizadas en casa como son el uso de los recordatorios y los ejercicios sugeridos.

El trabajo que usted desarrollará como facilitadora es dirigir las actividades para mejorar el estado anímico de las mujeres y, en los casos que sea necesario, orientarlas para que recurran a algún tipo de ayuda profesional.

Plan de trabajo para la sesión 6

Actividades	Temas	Materiales	Tiempo aproximado (en minutos)
1. Comentarios sobre experiencias y actividades en casa	• Reflexiones del capítulo cinco *Condición social de la mujer* • Recordatorio	• Gafetes con los nombres de las participantes • Rotafolio	20
2. Ejercicio	• Capítulo seis *¿Qué hacer?* Definir qué nos pasa	• Algunas actitudes que facilitan la resolución de problemas (una fotocopia para cada participante) • Libro (págs. 128 y 129)	25
3. Ejercicio	• Hacia una revalorización de nuestra persona: a. ¿Cómo tratar nuestros errores? b. ¿Cómo tratar nuestras cualidades?	• Libro (págs. 130 a 136)	40
4. Actividades en casa	• Ejercicio: Escribir cosas positivas todas las noches. • Trabajar con lo que aprendió de su lista de cualidades y defectos	Recordatorio seis: *Veo el lado positivo de mis problemas*	30
5. Cierre de la sesión: integre los aspectos relevantes de la sesión y motive a las participantes a continuar con el taller			5

1. Comentarios sobre sus experiencias y las actividades realizadas en casa

Puede iniciar preguntándoles sobre su estado de ánimo general; después, sobre el ejercicio de reflexiones del capítulo cinco: *Condición social de la mujer,* así como el efecto del recordatorio y el repaso de otras actividades.

Objetivo y actividades de esta sesión

- El objetivo de esta sesión y las subsecuentes, es realizar los demás ejercicios sugeridos en el capítulo seis: *¿Qué hacer?*, y reforzar que practiquen los anteriores.
- Los pasos a seguir son:
  a. Lectura del ejercicio.
  b. Tiempo para la reflexión individual, la cual se puede realizar por escrito.
  c. Compartir con el grupo sus reflexiones.

En lugar de la reflexión individual, puede optar por la reflexión en grupo o en subgrupos pequeños, y anotar en un pizarrón las ideas externadas. Esto le permitirá tener una imagen de todo el grupo con relación a cada punto.

Antes de iniciar los ejercicios dé lectura a la introducción del capítulo seis: páginas 124 a 127.

2. Ejercicio: Definir qué nos pasa (págs. 128 y 129)

El objetivo de este ejercicio es motivar a las mujeres a realizar una reflexión personal para reconocer sus problemas y evaluar sus posibilidades de solución, a partir de analizar cómo se sienten, cuáles creen que son sus principales problemas y qué soluciones les han dado en el pasado, cuáles de estas soluciones les han funcionado y cuáles no, así como qué problemas está en su manos resolver.

Lectura

1. La introducción al capítulo concluye con invitar a la persona a definir qué cree que le pasa y cuáles son sus problemas más importantes (124 a 127).
2. El objetivo de este ejercicio es que describan sus problemas y puedan identificar qué tienen que hacer ellas para solucionarlos. De esta manera también se darán cuenta de qué problemas están en sus manos resolver y cuáles no.
3. Debido a que no hay suficiente tiempo para que reflexionen en todos sus problemas y poder orientarlas a todas, se sugiere pedirles que sólo definan el problema que consideren más importante y lo escriban ahí mismo.

4. Permita que cada participante lea el problema más importante que detectó.
5. Léales el cuadro 6.1 para que las participantes reflexionen acerca del problema seleccionado.
6. Permita que comenten cómo ven su problema a la luz de esta información.

En el cuadro 6.2 se presentan los ejercicios del libro y qué problemas pueden resolver. Le ayudará a usted a sugerir qué ejercicios pueden ser benéficos para las situaciones planteadas.

Cuadro 6.1. Algunas actitudes que facilitan la resolución de problemas

Actitudes útiles	Actitudes poco útiles
• Las personas adultas son responsables de su propia felicidad.	• Sentirse culpables o responsables por la infelicidad de otras personas adultas.
• Aceptar que no todo puede ser perfecto.	• Angustiarse por todo lo que no está bien.
• Resolver los problemas uno a uno.	• Querer resolver todos los problemas a la vez.
• Aceptar que los hijos tienen derecho a equivocarse. No tienen que ser perfectos.	• Sentirse culpable por los problemas de los hijos.
• Aceptar que no pueden resolver los problemas de alcoholismo y drogadicción de algún miembro de la familia. Buscar asesoría en los centros especializados.	• Tratar de resolver los problemas de alcoholismo y drogadicción de algún miembro de la familia.
• Buscar la fuente de nuestra felicidad en nosotras mismas.	• Ubicar la fuente de nuestra felicidad en los otros.
• Hacer caso omiso de la crítica y opinión de los demás.	• Tratar de darle gusto a todo mundo.
• Separar los problemas propios de los ajenos.	• Asumir la responsabilidad por los problemas de otros.
• Empezar a cambiar por nuestro propio bien, independientemente de que los demás cambien o no.	• Creer que nuestros problemas terminarán a partir de que los otros cambien.

Cuadro 6.2. Relación entre problemas y ejercicios que pueden ayudar a resolverlos*

Definir qué me pasa	Revalorización de mi persona cualidades defectos	Creencias: mujer amor sufrimiento	Dar salida a sentimientos	Manera de percibir mi ambiente	Nuevos comportamientos	Recordatorios utilidad	Darse tiempo	Escribir	Platicar con otros
Síntomas de depresión									
• ¿Presento suficientes síntomas y con suficiente intensidad para pensar que tengo una depresión moderada o severa?	X	X	X	X	X	1 - 2	X	X	X
Mis formas de pensar									
• Pongo más atención a los acontecimientos negativos de la vida									
• Exagero hechos que no tienen mayor repercusión									
• Soy demasiado exigente conmigo misma				X		6 - 8	X	X	X
• Me culpo de todo lo que sale mal									
• Pocas veces me reconozco o premio por lo que hago bien									
Factores que afectan mi estado emocional									
• Biológicos: antecedentes en la familia	X			X			X	X	X
• Sociales: limitaciones económicas.	X						X	X	X
• Historia infantil: rechazo, abandono, pérdida materna antes de los 10 años, negligencia, tareas inapropiadas a la edad y abuso verbal, físico y sexual			X		X	3 - 4			
• Sucesos vitales: los últimos 6 meses tuve la pérdida importante de un ser querido, trabajo o ideal			X		X		X	X	X
Condición social de la mujer									
• Rol femenino: pasiva, sumisa, dependiente, creencias sobre ser mujer, amor y sufrimiento		X				1 - 7	X	X	X
• Durante la adolescencia: ¿hay aspectos no resueltos?			X			4	X	X	X
• Edad adulta: relación de pareja, papel de madre, de ama de casa, trabajo fuera del hogar, violencia o alcohol de la pareja, cuidado de familiares enfermos o con problemas, depresión posparto		X			X	5	X	X	X

* Vea pág. 98.

3. Ejercicio: Hacia una revalorización de nuestra persona (págs. 130 a 136)

El objetivo de este ejercicio es invitar a las mujeres a una reflexión personal sobre cómo se valoran a ellas mismas, aceptar sus cualidades, distinguir qué aspectos negativos de su persona son reales y pueden cambiar y cuándo sólo se trata de ideas falsas.

Lectura

Lea todo el ejercicio para que las participantes tengan una visión global de lo que se va a hacer, y después, relea cada apartado, según se sugiere a continuación.

Este ejercicio tiene como objetivo mejorar la autoestima.

Lectura: Hacia una revalorización de nuestra persona (pág. 130)

Dé tiempo para que cada participante haga una lista de sus cualidades y defectos en hojas separadas. Debido a que es frecuente que les cueste trabajo pensar esto, sobre todo en lo que se refiere a sus cualidades y, si lo considera conveniente, léales la lista que hemos preparado con las características más frecuentemente mencionadas en grupos anteriores. El ejercicio pueden hacerlo en su libreta, individualmente o en grupo, o bien, ir escribiendo en el pizarrón o rotafolio las características que mencionen.

Ejemplos de características

- *Cualidades:* cariñosa, honesta, sincera, sensible, trabajadora, ordenada, con deseos de superarse, limpia, puntual, tolerante, liberada, sana, alegre, inteligente, buena amiga, responsable, generosa.
- *Defectos:* enojona, grosera, poco comprensiva, perfeccionista, chismosa, resentida, celosa, orgullosa.

Si lo hicieron de manera individual, solicíteles que compartan con el grupo. Si se realizó con el uso del pizarrón, déles tiempo para que escriban su propia lista en la libreta. Acláreles que pueden agregar a esta lista las características mencionadas por otras participantes si se aplican a ellas.

4. Actividades en casa

- Invite a las participantes a realizar en casa el siguiente ejercicio: que escriban en su cuaderno cosas positivas que realizaron en el día todas las noches y que trabajen con lo que aprendieron de sus cualidades y defectos.

- Reparta a cada participante el siguiente recordatorio.

Recordatorio seis

Le veo el lado positivo a mis problemas.

El propósito de este recordatorio es reforzar en casa los aspectos positivos que las mujeres han logrado identificar a lo largo de la sesión.

5. Cierre de la sesión

- Agradezca su participación y recuérdeles el lugar y la hora de la siguiente sesión.
- Recuérdeles que sólo faltan dos sesiones para concluir el programa, y en ellas se reforzará todo lo que han aprendido.

Sesión 7

Contenido

1. Capítulo seis. *¿Qué hacer?*
   a. Cambios en nuestras creencias sobre:
      - Lo que es ser mujer.
      - El amor.
      - El sufrimiento.
   b. Adónde ir.
2. Orientaciones para la realización de ejercicio en casa: Poner en práctica sus nuevas creencias sobre ser mujer, el amor y el sufrimiento.

Objetivos

- Realizar otros ejercicios del capítulo seis. *¿Qué hacer?*, con el fin de darle solución a los problemas detectados por ellas mismas.
- Informar sobre las actividades que realizan diversos profesionales de la salud mental, así como instituciones en donde pueden recibir ayuda especializada.

Resumen de la sesión

En esta sesión se continuará con el trabajo de reflexión, ahora sobre el análisis crítico de algunas creencias básicas que guían nuestro comportamiento como *mujeres,* así como la información necesaria de las instituciones a donde podrán acudir y solicitar la ayuda especializada de profesionales de la salud mental.

Nuevamente, será fundamental su trabajo para motivar la participación. Recuerde que en esta sesión deberá retomar el contenido de la sesión dos, referido a las formas de pensar de las personas deprimidas. Motívelas a continuar en este proceso.

Insista en que, de ser necesario, las mujeres podrán solicitar ayuda profesional y especializada.

Plan de trabajo para la sesión 7

Actividades	Temas	Materiales	Tiempo aproximado (en minutos)
1. Comentarios sobre experiencias y actividades en casa	• Escritos de acciones positivas	• Gafetes con los nombres de las participantes • Rotafolio	15
2. Ejercicio	• Cambios en nuestras creencias sobre: a. Lo que es ser mujer b. El amor c. El sufrimiento	• Libro (págs. 137 a 148)	50
3. Lectura y explicación	• Adónde ir	• Libro (págs. 163 a 172)	30
4. Actividades en casa	• Poner en práctica sus nuevas creencias sobre ser mujer, el amor y el sufrimiento	• Recordatorio 7 *"Amarme a mí misma significa: saber recibir; exigir, ser tratada con respeto; darme el trato que doy a los demás; perdonar mis errores, buscar mi bien; tenerme paciencia, tolerancia y cariño. Si no me amo, no puedo amar a otros"*	15
5. Cierre de la sesión: integre los aspectos relevantes de la sesión y motive a las participantes a continuar con el taller			10

1. Comentarios sobre sus experiencias y las actividades realizadas en casa

- Puede iniciar preguntándoles sobre su estado de ánimo general.
- Invite a las mujeres compartir su experiencia al escribir acciones positivas por las noches y lo que aprendieron de sus cualidades y defectos.

DINÁMICA DE TRABAJO DE CADA UNA DE LAS SESIONES ■ 101

2. Ejercicio: Cambios en nuestras creencias (págs. 137 a 148)

El objetivo del ejercicio es reflexionar y modificar algunas de las creencias básicas que guían el comportamiento de la mujeres, respecto a lo que han aprendido y asumido sobre lo que significa ser mujer, el amor y el sufrimiento.

Sugerencias para conducir el ejercicio

1. Lectura: introducción y revisión de las *creencias de lo que es ser mujer* (págs. 137 a 141).
2. Trabajo del grupo para definir las creencias. Se puede motivar para que todas participen escribiendo las creencias que cada una mencione en el pizarrón o en un rotafolio.
3. Comentar sobre dichas creencias.
4. Lectura: revisar nuestras *creencias sobre el amor* (págs. 142 a 144).
5. Trabajo de grupo para definir las creencias.
6. Comentar sobre dichas creencias.
7. Lectura: revisar creencias sobre el sufrimiento (págs. 145 a 148).
8. Trabajo del grupo para definir las creencias.
9. Comentar sobre dichas creencias.

El ejercicio genera muchos comentarios y reflexiones. Al finalizar, cada participante debe preguntarse qué creencias quiere cambiar.

3. Lectura diez: ¿Adónde ir? (págs. 163 a 172)

- Esta sección tiene como objetivo dar a conocer las actividades que realizan diversos profesionales de la salud mental, así como una variedad de instituciones donde pueden recibir ayuda especializada. Es conveniente insistir en que si alguna siente que necesita más ayuda, no dude en solicitarla.
- Le sugerimos explique las características que distinguen a cada profesional:
  - Psicóloga(o)
  - Psiquiatra
  - Trabajadora social
- Explique qué son la psicoterapia y la farmacoterapia.
- Este apartado concluye mostrando el directorio y demás información contenida en este capítulo sobre las instituciones.

- Si usted no reside en la Ciudad de México, le recomendamos que prepare un directorio similar para proporcionárselo a las asistentes del taller.

4. Actividades en casa

- Practicar sus nuevas creencias sobre ser mujer, el amor y el sufrimiento.
- Se les repartirán el siguiente recordatorio para reforzar el último ejercicio.

Recordatorio siete

> *Amarme a mí misma significa: saber recibir; exigir ser tratada con respeto; darme el trato que doy a los demás; perdonar mis errores; buscar mi bien, tenerme paciencia, tolerancia y cariño. Si no me amo no puedo amar a otros.*

Explique que amarse a sí misma es fundamental para generar cambios y llevar acciones concretas para salir de la depresión.

5. Cierre de la sesión

Se les agradece su participación y se les recuerda el lugar y la hora de la siguiente sesión, que será la última. Insista en la importancia de asistir.

Sesión 8

Contenido

1. Modificar la manera en que percibimos nuestro ambiente.
2. Cómo seguir trabajando en casa.
3. Guía de actividades para el futuro.
4. Conclusiones del taller.

Objetivos

- Promover formas positivas de percibir su entorno y a sí mismas.
- Proporcionar una *guía de actividades para el futuro*, la cual les permita seguir aplicando lo aprendido en este taller.
- Evaluar el taller a partir de los beneficios expresados por las mujeres.
- Destacar los aspectos relevantes del taller, sus propósitos y recomendaciones generales.

Resumen de la sesión

Ésta es la última sesión del taller. Invitamos a las mujeres a realizar una reflexión con base en la lectura del libro sobre la manera en que perciben su entorno y a sí mismas y sobre los motivos que las llevan a la depresión, con el fin de proponer formas de pensar más positivas y practicarlas. Motive a las mujeres a continuar aplicando los ejercicios realizados a lo largo del taller. Recuerde que es importante acordar con cada una de las mujeres una próxima cita para, en un lapso de quince días, hablar de sus progresos y dificultades.

Plan de trabajo para la sesión 8

Actividades	Temas	Materiales	Tiempo aproximado (en minutos)
1. Comentarios sobre experiencias y actividades en casa	• Dé un espacio para compartir sus experiencias en la utilización de los recordatorios • Las participantes compartirán sus experiencias al poner en práctica sus nuevas creencias sobre ser mujer, el amor y el sufrimiento	• Gafetes con los nombres de las participantes • Rotafolio	15
2. Ejercicio	• Modificar la manera en que percibimos nuestro ambiente	• Libro (págs. 151 a 154)	45
3. Orientación sobre actividades para el futuro Actividades en casa	• Cómo seguir trabajando en casa • Guía de actividades para el futuro	• Guía de actividades para el futuro	40
4. Cierre y conclusiones del taller	• Conclusiones del taller	• Recordatorio ocho: *"No puedo controlar todo lo que me sucede. Sólo puedo resolver una parte de mis problemas. Estoy exagerando algo que no tiene mucha importancia"*	20

1. Comentarios sobre sus experiencias y las actividades realizadas en casa

- Puede iniciar preguntándoles sobre su estado de ánimo general.
- Propicie entre las participantes que compartan su experiencia respecto al recordatorio.
- Invite a las mujeres a compartir su experiencia al poner en práctica sus nuevas creencias sobre ser mujer, el amor y el sufrimiento.

2. Ejercicio: Modificar la manera en que percibimos nuestro ambiente (págs. 151 a 154)

El objetivo de este ejercicio es *promover pensamientos positivos* mediante una valoración personal de la forma en que perciben su ambiente.

Sugerencias para conducir el ejercicio

1. Lectura: Modificar la manera en que percibimos nuestro ambiente (págs. 151 a 154).
2. Se le sugiere retomar la reflexión que se hizo en la sesión dos, sobre las formas de pensar de las personas que se deprimen; además, pídales que den ejemplos de las ocasiones en que incurren en esta situación.
3. Repita el procedimiento con cada participante, y por cada ejemplo que den de un pensamiento negativo, identifiquen una manera positiva y procedan a repetir esta nueva percepción varias veces.
4. Sugiérales que repitan estos pensamientos positivos durante la semana y sobre todo, cuando se encuentren pensando de manera negativa.

3. Orientación sobre actividades para el futuro

Guía de actividades para el futuro

Se les repartirá la siguiente Guía de actividades, para que en el futuro puedan seguir practicando lo que aprendieron. Se les hará ver la importancia de continuar con este trabajo para que los cambios que han experimentado se mantengan, o bien, para que logren las metas que aún no alcanzan.

Guía de actividades

1. *Darse tiempo* a sí mismas.
2. *Releer* algunas partes del material educativo. Leer varias veces un mismo texto ayuda a ver nuevos aspectos que no se habían visto antes. Muchas mujeres experimentan cierta calma cuando leen textos que las hacen reflexionar.
3. *Revisar y ampliar las reflexiones de cada capítulo*. Aunque las hayan hecho, vuelvan a hacerlo, ello les permitirá conocerse un poco más.

4. *Escribir* sobre sus cualidades, sentimientos y problemas. Escribir es un ejercicio que les puede servir toda la vida para analizar y resolver sus problemas.

5. *Volver a utilizar sus recordatorios.* También pueden hacer sus propios recordatorios con frases que les gusten.

6. Practicar por varias semanas cada uno de los ejercicios del capítulo seis.

a. Definir qué nos pasa. Definir problemas.

b. Hacia una revalorización de nuestra persona. Cualidades y defectos.

c. Cambios en nuestras creencias sobre la mujer, el amor y el sufrimiento.

d. Modificar la manera en que percibimos nuestro ambiente. Cambiar pensamientos negativos.

e. Dar salida a nuestra tristeza, miedo y enojo. Hacer cartas.

f. Nuevas maneras de comportarnos:

- Platicar con otras personas.
- Visitar a personas que nos agradan.
- Conocer gente nueva.
- Obtener información sobre algún problema que tengamos.
- Compartir responsabilidades con otros miembros de la familia.

Actividades

- Practicar pensar de manera positiva.
- Se les repartirán los siguientes recordatorios, los cuales resumen algunos aspectos del trabajo que se ha venido realizando.

Recordatorios ocho, nueve y diez

No puedo controlar todo lo que me sucede.

Sólo puedo resolver una parte de mis problemas.

¿Estoy exagerando algo que no tiene mucha importancia?

Explique que cuando se les presente un problema, elijan y analicen el recordatorio que más pueda ayudarles a tener calma, que lo repitan tantas veces como lo necesiten al tiempo que respiran profundamente.

4. Cierre de la sesión

Éste es un momento importante para las participantes, ya que concluye el trabajo en grupo en el cual han compartido sus experiencias, tanto dolorosas como de logros personales. Generalmente, es una parte emotiva y el papel de la facilitadora es hacerles sentir que su esfuerzo ha valido la pena y que seguirán progresando en la medida que continúen con el trabajo. Le sugerimos lo siguiente:

1. Evalúe el taller con la participación de las mujeres por medio de la expresión de los beneficios obtenidos y de sus vivencias con dicho beneficio.

2. Recuérdeles los objetivos del taller, los cuales se explicaron en la primera sesión.

3. Repita qué expectativas reales existen en cuanto a su mejoría. *Los ejercicios que se les han enseñado son una herramienta para enfrentar los problemas y sentimientos de depresión, pero no es realista esperar que siempre se van a sentir bien. Puede pasar que una temporada se sientan bien y luego vuelvan a recaer. Esto es frecuente, lo importante es no dejarse sentir derrotadas, sino utilizar lo que aquí aprendieron para salir adelante.*

4. Anímelas a que busquen ayuda profesional si la requirieran.

5. Agradezca su participación y externe unas palabras de despedida.

6. Recuérdeles que serán contactadas en quince días para hablar de sus progresos y dificultades. Si le es posible, haga de una vez una cita con cada una. La entrevista posterior se encuentra en el Anexo A . *Evaluaciones del taller y de la Orientación individual.*

En los talleres que se han realizado, las participantes han mostrado interés por seguir reuniéndose y/o prolongar la duración del taller. Aunque ambas cosas se intentaron, cuando llegó el momento, muy pocas asistieron. Desconocemos el motivo de dicho comportamiento.
Si las participantes quieren reunirse por su cuenta, se les puede alentar, pero debe estar preparada para que probablemente no se concrete la propuesta.

Unidad 5

Orientación individual

Objetivos

- Identificar las características que definen la aplicación de la intervención con orientación individual: de dónde surge; aspectos positivos de esta intervención; características de la orientadora; fases de la intervención; procedimiento; de recordatorios; entrevistas posteriores; cierre de la intervención.

- Contar con los conocimientos para la aplicación de la orientación individual para que pueda explicar a la receptora de la intervención de manera clara los siguientes puntos:

  - Objetivo de la orientación.
  - Contenido del material educativo y cómo usarlo.
  - Estructura de cada uno de los capítulos: aspectos teóricos; ejercicios de reflexión y casos.
  - Uso de los recordatorios.

Introducción

La intervención individual se desarrollará de acuerdo con las condiciones y necesidades de trabajo de quienes la aplican. Lea con detenimiento la información, en virtud de que las características de aplicación difieren de la intervención grupal. Esperamos que esta propuesta, al igual que la anterior, le sea de utilidad.

¿De dónde surge?

A pesar de que la intervención fue diseñada para realizarse en grupos, también fue evaluada una forma de intervención mínima individual. Los resultados de ésta también fueron muy positivos en cuanto a la disminución de síntomas de depresión, ansiedad y somáticos, además de una mejoría en la autoestima, aunque estos fueron ligeramente menores a los de la intervención grupal.

Aspectos positivos

Entre sus aspectos positivos está el hecho de que no se requiere experiencia en el manejo de grupos, aunado ello al reducido tiempo que requiere su aplicación, lo cual no significa que la persona que la efectúe (es decir, la orientadora) no necesite experiencia ni formación en alguna disciplina relacionada con la salud mental.

Se sugiere esta intervención en casos en los que se desea hacer llegar el material educativo *¿Es difícil ser mujer? Una guía sobre depresión* a alguna población. No es conveniente sólo regalarlo, ya que se sabe de las limitaciones en los hábitos de lectura de la población mexicana y, en el caso de mujeres que padecen depresión, podría esperarse baja motivación.

En esta intervención, las mujeres son evaluadas con respecto a la magnitud de su depresión y otros trastornos emocionales y, si algún caso lo amerita, debe ser canalizado a alguna institución que le brinde atención especializada.

Características de la orientadora

Al igual que la facilitadora de grupo, la orientadora debe tener experiencia con la población donde aplicará la intervención y deberá estar formada en alguna de las siguientes disciplinas: psicología, psiquiatría, enfermería psiquiátrica o trabajo social. Es conveniente que tenga conocimientos en estudios de género y de la mujer, y que haya leído y realizado por lo menos algunos de los ejercicios del material educativo. Además, se le sugiere que revise con cuidado la unidad tres de esta obra: Descripción de las características de aplicación del Programa. Los puntos que tratan las características de la facilitadora para crear un clima de confianza son muy relevantes también para esta intervención. Se puede decir que el éxito de la misma se debe, en gran medida, a la confianza que pueda despertar.

Descripción de la intervención individual

Fases

1. Evaluación previa.
2. Entrega y explicación del material educativo.
3. Entrevista de seguimiento después de un mes.
4. Entrevista para la evaluación después de tres meses.

Procedimiento

1. *Duración*. La entrevista previa y la explicación del uso del material duran alrededor de una hora; sin embargo, es frecuente que las mujeres tengan una gran necesidad de que se escuchen sus problemas, por lo que la entrevista puede prolongarse más tiempo. La orientadora decidirá la pertinencia de hacer una segunda cita para la entrega del material, en caso de que fuera muy cansado hacerlo en una sola sesión.

2. *Fase de evaluación*. Primero, efectúe la entrevista de evaluación previa de la misma manera que se sugiere para la intervención grupal (Anexo A). Siga las mismas indicaciones, sólo que en esta ocasión no hará referencia al taller, sino a la orientación.

3. *Criterios de exclusión*. Si se presenta una mujer con una patología más severa, canalícela a un lugar que le brinde atención especializada. Si usted no trabaja en una institución de salud, consulte el directorio del libro base *¿Es difícil ser mujer? Una guía sobre depresión* para que pueda informar a la solicitante.

4. *Explicación acerca del uso de dicho libro*. Una vez terminada la entrevista de evaluación previa, la orientadora procederá a entre-

gar el material, al tiempo que explica su contenido y la manera de usarlo.

a. El objetivo puede explicarse en los siguientes términos:

- El objetivo de esta orientación es ofrecerle un libro que le ayudará a hacer frente a algunos de sus problemas y a reconocer y manejar sentimientos de depresión.
- Voy a explicarle su contenido y cómo usarlo de manera que le sea fácil leerlo, al mismo tiempo que le voy mostrando el libro. Éste habla de qué es la depresión y las situaciones que llevan a ésta. También presenta algunas sugerencias de actividades que puede realizar para manejar su estado de ánimo y resolver algunos de los problemas relacionados con éste.

b. *Título*. Comente el título con ella. ¿Qué le sugiere? ¿Qué le parece?

c. *Contenido*. Vaya a la primera hoja de cada capítulo y muéstrele los contenidos del material

d. *Cómo usar el libro*. Explique la importancia de cada uno de los siguientes puntos con base en lo que dice el mismo material.

- Darse tiempo a ellas mismas.
- Leer poco a poco e ir haciendo pausas para reflexionar. Puede tomarle varias semanas leer y realizar los ejercicios.
- Escribir (explique el uso de la libreta).
- Darse tiempo a sí mismas.

e. Explique el contenido de cada capítulo:

- *¿Qué es la depresión?* Trata los síntomas y las formas de pensar de la persona deprimida.
- *¿Por qué nos deprimimos?* Se refiere a las causas de la depresión, como son:

  - Factores biológicos.
  - Factores sociales.
  - Historia infantil.
  - Acontecimientos de la vida.
  - Condición social de la mujer.

- *¿Qué hacer?* Sugiere varias acciones para ayudar al cambio. Ponga ejemplos de tres o cuatro ejercicios, explicando en qué consisten:

♦ Definir qué les pasa.

♦ Aprender a valorarse.

♦ Compartir lo que aprende con otras mujeres.

• *¿Adónde ir?* El libro incluye la definición de lo que es un(a) psicólogo(a), un(a) psiquiatra, una trabajadora social, la psicoterapia, los medicamentos y los lugares en que se brinda ayuda psicológica. Se presenta además un directorio con lugares de ayuda especializada que son de bajo costo, en la Ciudad de México.

f. ¿Cómo están estructurados los capítulos?

• *Aspectos teóricos.*
• *Ejercicios de reflexión.*
• *Casos.*

Explique que cada capítulo incluye una parte teórica en la que se describe algún aspecto de la depresión, además de un ejercicio de reflexión el cual le permitirá hacer un análisis de su caso particular (hay algunos casos que ilustran la teoría como los de Esperanza, Claudia y Cristina).

Acerca de los recordatorios

El libro no incluye los recordatorios, que son afirmaciones presentadas en pequeñas tarjetas de colores con las ideas más importantes que se trabajan en éste y, como su nombre lo indica, su función es recordar el punto sobre el que tiene que trabajar esa semana (en el Anexo C se incluyen los recordatorios). Motívela a realizar el trabajo sugerido y mencione que están programadas entrevistas: después de un mes y luego de tres meses.

Para finalizar

1. Recuérdele los objetivos de la orientación.
2. Repítale qué expectativas son realistas en cuanto a su mejoría: "Los ejercicios que ha venido practicando son una herramienta para enfrentar sus problemas y sentimientos de depresión, pero no sería realista esperar que siempre va a sentirse bien. Puede suceder que una temporada se sienta bien y que luego vuelva a recaer. Esto es frecuente, lo importante es no sentirse derrotadas, sino utilizar lo aprendido para salir adelante."

3. Agradézcale su participación y motívela a seguir practicando lo que aprendió.
4. Recuérdele su nueva cita.

Como le mencionamos con anterioridad, esta breve intervención es una herramienta muy poderosa de cambio. Si la ha aplicado de manera correcta, verá que será de gran ayuda para las mujeres que la solicitan.

Entrevistas posteriores

1. *Seguimiento después de un mes.* Tiene como finalidad saber cómo se ha trabajado con el libro y qué dificultades se han presentado. Dedique tiempo a escuchar a la entrevistada antes de comenzar con la entrevista formal. Haga hincapié en que aunque no haga nada de lo que se le sugirió, a usted le interesa mucho saber por qué no lo hizo y qué dificultades encontró para ello. La guia de entrevista se encuentra en el Anexo A.

Reconozca los logros y motívela a seguir adelante. Recuérdele su siguiente cita.

2. *Seguimiento después de tres meses.* El objetivo es el mismo que el anterior, aunque además aplicará en esta sesión la evaluación posterior. Ésta le permitirá retroalimentarse con respecto a su intervención y los resultados de la misma, así como escuchar los logros y dificultades de la participante. La guía de entrevista es la misma que la anterior.

Reconozca sus logros. Hágale sugerencias de seguir practicando lo aprendido. Si su nivel de depresión no ha disminuido, anímela a buscar ayuda profesional.

Unidad 6

Depresión en mujeres y abuso de drogas, alcohol y tabaco

Objetivos

- Identificar la relación entre la depresión en mujeres y el abuso de drogas, alcohol y tabaco.

- Decidir sobre el tipo de atención simultánea a la intervención, para atender la problemática de la depresión asociada al abuso de drogas, alcohol y tabaco.

Introducción

Esta unidad ofrece una breve descripción de la depresión y el uso de alcohol, tabaco y otras drogas por mujeres, ya que, como se ha mencionado, cuando presentan depresión se encuentran en mayor riesgo de consumir algún tipo de sustancia como una forma de *aliviar* su malestar emocional; asimismo, quienes las consumen están más propensas a presentar depresión, en gran medida, por su condición de género. Por estas razones, consideramos que el Programa de Intervención Psicoeducativa que aquí presentamos puede ser útil como medida de prevención en las mujeres que presentan depresión y que, por ahora, no abusan de sustancias. Al mismo tiempo, este programa puede considerarse como un tratamiento para la depresión si consumen alcohol o tabaco además. El objetivo de esta unidad es proporcionar información que permita a la mujer tener una comprensión más amplia sobre la relación de estos trastornos (para que, en los casos en que lo juzgue necesario, comparta dicha información con las mujeres que llegan a su curso).

En primer término, es importante reconocer que existen grandes diferencias en cuanto al abuso de sustancias entre hombres y mujeres, dependiendo del contexto y las consecuencias para cada género, por lo que se requiere de este conocimiento para lograr un abordaje adecuado, tanto del programa como de la mujer que presenta estas características. En términos generales, se ha identificado que la proporción de mujeres que abusa de sustancias es menor a la de hombres.

El consumo de drogas en mujeres

Cuando hablamos de drogas, nos referimos a la marihuana, alucinógenos, cocaína (y derivados de la hoja de coca) y a la heroína, así como a aquellas de uso médico que se consumen fuera de prescripción, como los opiáceos, tranquilizantes, sedantes y estimulantes.

Datos de encuestas en nuestro país indican que alrededor de 2.11% de las mujeres mayores de 18 años han usado drogas alguna vez en su vida. Destaca el hecho de que las mujeres requieren de una atención especial debido a que es el grupo en el cual se ha identificado un mayor aumento en el consumo de las mismas; mientras que con el uso de medicamentos fuera de prescripción médica, como los tranquilizantes, anfetaminas (y otros estimulantes), sedantes y opiáceos, no se presentan diferencias porcentuales importantes entre ambos sexos, correspondiendo a las mujeres de la región urbana 1.34% y a mujeres de regiones rurales 0.61% (ENA, 2002).

Factores de riesgo

Entre los factores de riesgo que propician el consumo de drogas en las mujeres, están la depresión, antecedentes de maltrato físico y sexual, ser o haber sido víctimas de violencia doméstica, haber vivido catástrofes naturales (y las pérdidas asociadas a ello) y tener una pareja que respalda el uso de drogas.

Consecuencias

Relaciones sexuales sin protección

Las mujeres que consumen algún tipo de droga se enfrentan a ciertas situaciones que complican aún más su estado de salud física y emocional. Por ejemplo, aquellas que se encuentran bajo la influencia de drogas ilícitas (muchas veces asociadas al consumo de alcohol), se exponen a tener relaciones sexuales sin protección, lo que aumenta el riesgo de contraer o transmitir el VIH-sida y, desde luego, si el hombre con quien tienen relaciones sexuales se inyecta drogas, este riesgo aumenta.

Tener relaciones sexuales bajo la influencia de las drogas también aumenta la posibilidad de que la mujer sea víctima de violencia.

Consumo de drogas, embarazo y maternidad

En la mujer embarazada y en la que está amamantando, el consumo de drogas implica un riesgo para ella y su bebé, por exposición a las drogas y a los efectos que provocan en el feto.

Para el bebé, los efectos más serios pueden ser: infección del VIH-sida cuando la madre está contagiada como consecuencia de su problema de consumo. También aumenta la probabilidad de que el bebé nazca prematuro y con bajo peso, así como que su tamaño craneal sea pequeño y presente retardo en el crecimiento y limitaciones en su desarrollo psicomotor, problemas en su comportamiento, daños en el sistema nervioso central, anormalidades congénitas, dificultades respiratorias y, finalmente, que padezca del Síndrome Neonatal de Abstinencia (NAS, por sus siglas en inglés).

Los síntomas del NAS son aquellos que experimentan los bebés adictos luego de nacer, como: sensibilidad al ruido, irritabilidad, coordinación pobre, temblores y problemas de alimentación.

Además, el uso permanente de drogas por parte de la madre, expone a sus hijos a ser maltratados y con riesgo de padecer abuso físico y sexual, y desnutrición.

Sugerencias para la atención

Prevención

Existen diversos tipos de ayuda que se pueden ofrecer a las mujeres que han iniciado el consumo experimental de alguna droga, para prevenir, detener o reducir su consumo.

1. *Identificación temprana del problema*, con el fin de canalizarlas de manera oportuna a algún tipo de intervención, pues se sabe que normalmente hay una demora de muchos años antes de que se busque ayuda.

2. *Identificación de las mujeres víctimas de violencia o abuso físico y sexual* (ya que se ha observado que estas conductas llevan, con frecuencia, al uso de sustancias), para adoptar medidas de apoyo a corto plazo.

3. *Instrumentación de programas orientados a ofrecer asesoría legal, apoyo psicológico y educativo*, para enseñar a las madres a cuidar y proteger a sus hijas(os) en casos en los que no cuenten con estas habilidades, debido a deficiencias en el cuidado que recibieron durante su propia infancia.

Tratamiento

Se ha observado que cuando las mujeres solicitan algún tipo de ayuda, generalmente acuden solas, sin tener mucho apoyo de su pareja o familiares y, entre las razones importantes por las que no buscan ayuda, está el hecho de que no cuentan con alguien quien les cuide a sus hijos, por temor de que puedan quitarles a sus hijos.

En cuanto al tratamiento por drogadicción, una vez que se desintoxica la mujer con éxito luego de que se inscribe en un programa de atención, sus hijos son los que constituyen la principal motivación para mantenerse libre de drogas; por lo que tienen mayor probabilidad que los hombres de concluir su tratamiento de manera oportuna. Las mujeres que han tenido mayor éxito para vencer el consumo de sustancias, han contado con el apoyo de otras personas importantes en su vida, como familiares, amigos, proveedores de ese tratamiento y la comunidad.

Al concluir un programa de tratamiento, la mujer requiere de apoyo para sostener su recuperación y reintegrarse a la sociedad.

El consumo de alcohol en mujeres

Las mujeres, a diferencia de los hombres, presentan mayor vulnerabilidad psicológica y biológica al abuso de alcohol, ya que, desde el punto de vista biológico, tienen una talla menor que los hombres y poseen menos cantidad de agua en el cuerpo, lo que ocasiona que el alcohol circule en la sangre de manera más concentrada. Por eso, casi siempre que un hombre y una mujer beben la misma cantidad de alcohol, los efectos son mayores en ella.

Otros factores fisiológicos que condicionan el nivel de intoxicación en la mujer, son los niveles hormonales relacionados con los ciclos menstruales, el embarazo y la menopausia.

Un aspecto adicional para comprender a las mujeres que abusan del consumo de alcohol es que presentan una comorbilidad psiquiátrica más alta con patologías, como ansiedad y trastornos afectivos.

El abuso del alcohol se presenta cuando, en este caso, la mujer bebedora llega a sentirse intoxicada y no puede cumplir con sus obligaciones o pone en peligro su vida y la de los demás al manejar, tomar riesgos excesivos o manifestar conductas violentas. Si estos episodios se repiten con frecuencia, puede desarrollarse dependencia al alcohol (alcoholismo).

El alcoholismo se manifiesta cuando existe una adaptación biológica del organismo al alcohol, la cual está caracterizada por la presencia de dos fenómenos: la tolerancia y el síndrome de supresión. Para el diagnóstico de la dependencia se considera que deben presentarse al menos tres de los siguientes síntomas durante un periodo de 12 meses: compulsión al uso, incapacidad de control, uso para aliviar la abstinencia, tolerancia, reducción del repertorio conductual, abandono de actividades y placeres alternativos al uso de la sustancia, persistencia del abuso a pesar de consecuencias dañinas y reinstalación rápida del síndrome después de un periodo de abstinencia.

Factores de riesgo

Aunque las mujeres beben menos que los hombres, hay factores biológicos, psicológicos y sociales que las hacen más vulnerables a sufrir consecuencias adversas asociadas con el consumo de alcohol. (Medina-Mora).

Consecuencias

El abuso del alcohol aumenta los riesgos de sufrir un accidente automovilístico y otras lesiones, o bien, de cometer o ser víctimas de un acto agresivo y de ser sexualmente violentadas.

El consumo de bebidas alcohólicas en una embarazada puede afectar al bebé que está por nacer y provocarle una serie de defectos de nacimiento conocidos en su conjunto como Síndrome Alcohólico Fetal (FAS, por sus siglas en inglés), en el cual los bebés presentan diferencias distintivas en sus rasgos faciales y que aumenta las posibilidades de que nazcan pequeños; el daño cerebral que ocurre con el FAS puede derivar en problemas irreversibles en áreas como el aprendizaje, la memoria, la falta de atención y en dificultades para la resolución de problemas. Estas afectaciones pueden estar presentes aun en bebés cuya apariencia y crecimiento no fueron afectados.

El abuso tiene efectos negativos en la salud: las mujeres pueden desarrollar rápidamente enfermedades relacionadas con el alcohol (aun consumiendo una cantidad menor de alcohol que los hombres). Las mujeres que consumen alcohol en forma peligrosa tienen dos veces más riesgo de sufrir depresión y 2.8 veces más de consumir drogas. También tiene otros efectos nocivos como la elevación de tensión arterial.

Sugerencias para las mujeres que abusan del alcohol

Es importante informar a las mujeres sobre las reacciones peligrosas que se pueden presentar al *mezclar bebidas alcohólicas con me-*

124

dicamentos. Entre estas reacciones están: náusea y vómito, dolor de cabeza, letargo, desmayo, pérdida de la coordinación, susceptibilidad a padecer hemorragias internas, problemas cardiacos y dificultades respiratorias. Además, el alcohol puede disminuir la efectividad del medicamento e incluso anularlo por completo.

Es importante recomendar a las mujeres que cuando tomen algún medicamento, lean cuidadosamente las indicaciones y precauciones señaladas en el empaque y, en caso de tener alguna duda, que consulten a un médico.

También se debe informar sobre los *indicadores de abuso de alcohol* en las mujeres, los cuales deben ocurrir repetidamente en un periodo de 12 meses y son:

- Faltar al trabajo o pasar por alto las responsabilidades del cuidado de los niños a causa de sus problemas de alcohol.
- Beber en situaciones que son peligrosas, como antes o durante el momento de conducir.
- Arrestos por encontrarse bajo los efectos del alcohol o por lastimar a alguien en estado de ebriedad.
- Continuar bebiendo con amigos y familiares a pesar de las constantes tensiones debidas al consumo de alcohol.

Las mujeres que tienen problemas pero que aún no dependen del alcohol, pueden ser capaces de detener o reducir el consumo con ayuda mínima. Por ejemplo, las visitas de rutina a su médico son una oportunidad para hablar sobre su consumo de alcohol y sus consecuencias. Los profesionales de la salud mental pueden ayudar a las mujeres a analizar el efecto que el consumo de alcohol ejerce en su vida y su salud, así como proporcionarles información acerca de las maneras de reducir el consumo.

En otros casos, las mujeres deberían *abstenerse totalmente de beber*; entre ellas, quienes no pueden controlar el consumo a niveles moderados; las mujeres que puedan quedar embarazadas, que estén embarazadas, o bien, que se encuentren en periodo de lactancia. En el mismo caso se encuentran quienes conducen automóvil, operan maquinarias o realizan actividades que requieren de atención, destreza o coordinación, así como quienes toman medicamentos bajo prescripción médica o no y que puedan interactuar con el alcohol, ocasionando reacciones adversas en su organismo.

El consumo de tabaco en mujeres

El tabaquismo es una de las principales causas prevenibles de enfermedad y muerte en el mundo. Se calcula que existen en el mundo alrededor de 23 millones de mujeres adultas fumadoras y cerca de 1.5 millones de adolescentes que empiezan a fumar. Fumar mata aproximadamente a medio millón de mujeres cada año y es la causa evitable más importante de muerte prematura en la mayoría de los países desarrollados.

En el caso particular de México, casi tres de cada 10 personas fuman, y cada año se presentan más de 44 mil defunciones debido a enfermedades relacionadas con el consumo de tabaco. La prevalencia de fumadores en la población urbana masculina, entre 12 y 65 años de edad es de 39.1%, lo que equivale a más de 9 millones de individuos. Entre las mujeres, la prevalencia es de 16.1%, lo que se traduce en más de 4 millones de fumadoras. La prevalencia en población rural de mujeres es menor (sólo 3.5%), mientras que en los varones es de 27.1%.

Factores que influyen

Con la incorporación de la mujer al mundo laboral, los movimientos de emancipación e igualdad, sobre todo en las décadas de los años cincuenta y sesenta, las mujeres se han visto más expuestas al consumo de tabaco; debido a un nuevo comportamiento asociado con la libertad, la aceptación social, la elegancia y la sensualidad, además de la influencia de las modas comerciales. Por ejemplo, el significado cultural de una mujer fumando evolucionó, desde la imagen inmoral a la de una mujer atractiva, liberada y emancipada.

La influencia de los adultos es determinante en el inicio del consumo, ya que se da por imitar a los padres, profesores o a otras personas que conviven con las y los menores. Esto es, existe un antecedente (aprendizaje) en la conducta del(la) fumador(a): sus gestos, posturas, los lugares donde se fuma, el olor y la presencia del cigarro.

Muchas mujeres no desean dejar de fumar porque temen que si dejan de fumar pueden aumentar de peso. Algunas investigaciones indican que cuando se deja de fumar se aumentan aproximadamente cuatro kilos y medio, mismos que pueden controlarse muy bien con dieta y ejercicio.

Efectos del tabaquismo en las mujeres

Al igual que con el consumo de otras drogas, es importante que las mujeres conozcan los efectos del tabaco en su salud, entre los que están: Enfermedad Pulmonar Obstructiva Crónica (EPOC), la cual incluye un amplio número de problemas como bronquitis crónica o enfisema pulmonar; cáncer de pulmón, boca, laringe y vejiga. El riesgo de contraer cáncer de pulmón aumenta según la cantidad, duración e intensidad del consumo. El riesgo de cáncer pulmonar es 20 veces más frecuente entre las mujeres que fuman dos o más paquetes de cigarrillos diarios, que entre las que no fuman. También se presentan alteraciones en el ciclo menstrual, afectación en el sistema óseo (la reducción de los niveles de estrógenos al inicio de la menopausia suele ser intensa, y en consecuencia, la descalcificación ósea también, lo que hace del tabaquismo un factor que aumenta el riesgo de padecer osteoporosis). La relación del tabaquismo con la depresión tiene una importancia especial entre las mujeres, debido a que éstas son más propensas a sufrirla que los hombres.

Es importante que las embarazadas conozcan los efectos de su consumo en el bebé, ya que puede provocar aborto espontáneo, así como riesgo de defectos congénitos en el recién nacido, desprendimiento de la placenta y bajo peso en recién nacidos; de igual manera, los bebés son más propensos a morir de Síndrome de Muerte Súbita del Lactante (SIDS, por sus siglas en inglés). Después del nacimiento, el consumo de tabaco por parte de las madres puede tener efectos perjudiciales en el infante, por ejemplo el asma; también aumenta el riesgo de que contraiga neumonía, bronquitis y líquido amarillo en el oído medio. Se ha encontrado que la leche materna de las mujeres que fuman contiene nicotina.

Medidas preventivas

Como medida de prevención y tratamiento, se sugiere que las mujeres, desde la adolescencia, adquieran confianza y habilidad para resistir las presiones sociales para consumir tabaco. Los fumadores afirman que el consejo de un médico es uno de los principales motivos que los induce a dejar de fumar, en consecuencia, las acciones que emprendan los profesionales en este sentido tienen una repercusión positiva en la salud.

Para concluir, es importante que las mujeres conozcan los efectos y los riesgos a los que se exponen al consumir sustancias como alcohol, tabaco y otras drogas y que tomen acciones preventivas a fin de prevenirlos y evitarlos.

Contar con esta información y compartirla con las mujeres, es de gran utilidad. Buscar un espacio para hacerlo de manera individual o grupal, será una experiencia significativa para ellas.

Anexo A

Evaluaciones del programa y de la orientación individual

Aspectos generales

1. Evaluación previa

La entrevista previa a la intervención, mediante el taller u orientación individual, tiene dos objetivos:

- Realizar una selección adecuada de las candidatas a la intervención.
- Conocer las características de las mujeres que van a participar en la intervención.

Criterios para la selección de las participantes al taller (u orientación).

El programa ha sido diseñado para mujeres con las siguientes características:

1. Edad entre los 20 y 45 años de edad.
2. Que puedan leer un material sencillo.
3. Que presenten síntomas de depresión.

No es recomendable para mujeres:[7]

- Que presenten depresión severa que las incapacite para realizar sus tareas cotidianas o para concentrarse y seguir los ejercicios del taller.
- Que presenten psicosis, daño orgánico u otro diagnóstico psiquiátrico.
- Adictas al alcohol o a las drogas.
- Que padezcan una enfermedad terminal o severa.
- Que hayan tenido algún intento de suicidio o presenten ideas suicidas.[8]

Si la entrevistada no cumple con los requisitos, se sugiere que tan pronto como lo detecte suspenda la entrevista, que le explique que el taller (u orientación) no es la solución a su problema y la remita al tratamiento adecuado. Si lo considera pertinente, puede sugerirle que adquiera el libro *¿Es difícil ser mujer? Una guía sobre depresión.*

Consideraciones previas a la aplicación de la entrevista

1. Las preguntas o temas marcados con asterisco (*) son las necesarias para cubrir el primer objetivo de la entrevista: detectar a las mujeres que sí son candidatas para la interven-

---

[7] Las mujeres con estas características no saldrían beneficiadas con la intervención, dadas las particularidades con que ésta se realiza, y en donde se les requiere de una reflexión permanente; de aquí la importancia de seleccionar adecuadamente a quienes acudirán al taller u orientación, para que realmente les sea de utilidad.

[8] Para efectos de la intervención, es muy importante detectar este último trastorno en la entrevista previa, ya que sería una gran responsabilidad y riesgo contar en el taller con personas que cumplan estas características.

ción. Del resto de las preguntas podrá seleccionar aquellas que considere útiles, dependiendo de qué tanto desee conocer las características de las mujeres que asistirán al taller o a la orientación.

2. Respecto al apartado de violencia sexual en la infancia, es importante que considere de qué tiempo dispone para poder escuchar empáticamente y con respeto, además de tener las herramientas profesionales adecuadas, para no dejar emociones abiertas. Si no se cuenta con esto, es mejor no explorar esta área. Suele suceder que las mujeres hablan de ello en la sesión grupal correspondiente a Historia infantil y hay que estar preparada para cuando esto ocurra.

3. Por razones éticas, es necesario contar con un directorio actualizado para canalizar a las mujeres que no cubran los criterios de admisión al programa y que requieran de atención profesional especializada.

4. Si encuentra que la participante no sabe en qué consiste el programa, proporciónele toda la información pertinente para que pueda tener una decisión informada.

Rapport

Es importante que haga sentir a la entrevistada en confianza, para lo cual le sugerimos que inicie la entrevista haciendo varias preguntas sencillas, por ejemplo, sobre cómo se enteró del programa, si vive lejos, si tuvo que esperar mucho, qué ha escuchado del taller, etcétera. Haga comentarios para que la entrevistada se sienta a gusto.

Entrevista previa al taller y a la orientación individual

Datos generales

Fecha de la entrevista —————————————————————————————

Entrevistadora ——————————————————————————————————

¿Me podría dar su nombre? ————————————————————————————

¿Su dirección? ————————————————————————————————————

——

¿Su teléfono o el del lugar en que se le podría contactar posteriormente? ——————

——

Ahora le voy a preguntar sobre algunos aspectos generales de su vida:

- *¿Me puede decir su edad? ————————————————————————

  (El taller u orientación ha sido diseñado para mujeres de 20 a 45 años)

- ¿Cuál es su estado civil?

  ☐ Casada   ☐ Unión libre   ☐ Soltera

  ☐ Divorciada   ☐ Viuda   ☐ Separada

- ¿Cuántos hijos tiene?

- ¿Durante los últimos seis meses ha realizado algún trabajo por el que reciba algún pago?

  ☐ Sí   ☐ No

- ¿Cuál es el oficio, puesto o cargo que tiene en su trabajo?

  ——

- ¿Quién es el proveedor principal en su casa?

  ——

- ¿Cuál es el oficio, puesto o cargo que tiene en su trabajo el proveedor principal?

  ——

- Sumando todos los ingresos de las personas que viven en su hogar, la cantidad mensual de ingresos es de:

  $ ————————————   ☐ No sabe   ☐ No quiere decir

- ¿Cuál fue el último grado escolar que cursó en la escuela, aunque no lo haya terminado?

(Sólo en caso de que no haya terminado la primaria haga la siguiente pregunta):

- *¿Sabe leer y escribir (si completó la primaria marque sí)?

  ☐ Sí   ☐ No

(Se requiere que la participante pueda leer el material del taller u orientación)

Salud física y adicciones

- Ahora, voy a preguntarle de su salud.
- *¿Padece actualmente alguna enfermedad seria o avanzada?

  ☐ Sí   ☐ No

- Si es así, ¿de qué enfermedad se trata?

(Hay que descartar alguna enfermedad en fase terminal, por ejemplo, cáncer. El taller no está diseñado para resolver problemas derivados de enfermedades físicas).

- *¿Cree usted que bebe de forma excesiva?

  ☐ Sí   ☐ No   ☐ No bebe

- Si es así, ¿por qué?

- *¿Alguna persona le ha sugerido que busque tratamiento debido a su consumo de alcohol o drogas?

  ☐ Sí   ☐ No

(Si considera que la entrevistada tiene un problema con el uso de alcohol o drogas, no es una buena candidata para el taller. Le sugerimos en este caso enviarla a una evaluación más profunda, o bien, a un centro de tratamiento especializado).

* Intento de suicidio

- Ahora le voy a leer dos afirmaciones y le voy a pedir que me diga si en los últimos seis meses ha experimentado este tipo de sentimientos:

- *¿Ha estado a punto de quitarse la vida?

  ☐ Sí   ☐ No

- *¿Ha intentado quitarse la vida?

  ☐ Sí   ☐ No

  (Si responde de manera positiva a cualquiera de estas preguntas es conveniente que refiera a la persona a tratamiento, y sólo la acepte al taller una vez que lo haya recibido).

* Trastornos emocionales (síntomas de depresión y ansiedad)[9]

- Por favor, ¿me puede decir qué tanto del tiempo en el último mes se ha sentido de la siguiente manera?

	Todo el tiempo	La mayor parte	Una buena parte	Una parte del tiempo	Un poco del tiempo	Nada
- Ha estado muy nerviosa	☐ 6	☐ 5	☐ 4	☐ 3	☐ 2	☐ 1
- Se ha sentido calmada y en paz	☐ 6	☐ 5	☐ 4	☐ 3	☐ 2	☐ 1
- Se ha sentido triste y melancólica	☐ 6	☐ 5	☐ 4	☐ 3	☐ 2	☐ 1
- Se ha sentido tan abatida que nada la puede animar	☐ 6	☐ 5	☐ 4	☐ 3	☐ 2	☐ 1
- ¿Se ha sentido feliz?	☐ 6	☐ 5	☐ 4	☐ 3	☐ 2	☐ 1

Suma de la escala _____

---

[9] Berwick D.M., Murphy J.M., Goldam P. A., Ware J.E., Barsky J., *Weinstein M.C., Performance of a Five-Item Mental Health Screening Test.* Medical Care, February, 1991, vol. 29., núm 2. pp. 169-176. Validez concurrente en población mexicana, obtenida por Lara y cols. (sin publicar).
Lara, MA., Navarro, C., Mondragón, L. Rubí, NA., Lara MC. (2002), "Validez y confiabilidad del MHI-5 para evaluar la depresión de mujeres en el primer nivel de atención", revista de *Salud Mental*, vol. 25, núm. 6., pp. 13-20.

(Obtenga la suma de los cinco reactivos. Esta escala detecta a la mayoría de las personas con trastornos afectivos o de ansiedad. Una persona con una puntuación arriba de 17 es muy probable que presente alguno de estos trastornos. Si la persona evaluada obtiene una puntuación arriba de 25 es conveniente que reciba tratamiento adicional, ya sea simultáneo al taller o posterior al mismo).

* Periodos depresivos previos

- En el pasado ¿ha tenido síntomas como sentirse sola, triste o no tener ganas de hacer nada, y al mismo tiempo, con tal intensidad y duración que usted diría que estuvo deprimida?

  ☐ Sí   ☐ No

* Posible trastorno bipolar

- ¿Ha tomado medicamentos debido a que se siente mal de los nervios, angustiada o con exceso de energía?

  ☐ Sí   ☐ No

* Discapacidad

- Con la información que tiene hasta ahora, ¿considera que la persona está en capacidad para tomar el taller (u orientación), o que sus síntomas de depresión la incapacitan para poner atención y realizar sus tareas cotidianas?

  ☐ Sí   ☐ No

(Si tiene dudas respecto a la capacidad de la persona para tomar el taller, pregunte lo siguiente:)

- ¿En el último mes ha tenido usted que dejar de trabajar, asistir a la escuela, o ha dejado de hacer sus actividades diarias a causa de sentimientos como sentirse sola, triste, no tener ganas de hacer nada, etcétera?

  ☐ Sí   ☐ No

- ¿Cuántos días?

(Si la depresión de la mujer entrevistada es muy severa, remítala a tratamiento. Posteriormente valore la posibilidad de que la persona tome el taller en otra ocasión)

Las siguientes preguntas le permitirán cumplir el segundo objetivo, que es conocer las características de las mujeres que van a participar en el taller. Recuerde que dependiendo de sus necesidades como facilitadora de esta intervención, puede optar por aplicarlas o no a sus entrevistadas.

Antecedentes familiares

- ¿Su padre o madre ha padecido alguna vez de cambios del estado de ánimo, de "los nervios" o de depresión?

  ☐ Sí   ☐ No

- ¿Quién?   ☐ Papá   ☐ Mamá

- ¿Alguno de sus padres bebía en exceso de manera que le ocasionara problemas a la familia?

  ☐ Sí   ☐ No

- ¿Quién?   ☐ Papá   ☐ Mamá

Motivos para participar en el taller (u orientación)

- ¿Cuáles son los motivos por los que quisiera participar en el taller (u orientación)?

  _____

  _____

  _____

Solicitud de ayuda

- ¿Actualmente está en tratamiento psicológico o psiquiátrico?

  ☐ Psicológico   ☐ Psiquiátrico   ☐ No está en tratamiento

- Si es así, ¿para qué problemas o por qué motivo recibe tratamiento?

  _____

  _____

  _____

Apoyo social

- ¿Cuenta usted con una persona a la que le pueda confiar todo, inclusive sus secretos más íntimos?

    ☐ Sí   ☐ No

- ¿Cuenta usted con una persona que la pueda ayudar en caso de emergencia económica (que le pueda prestar una gran suma)?

    ☐ Sí   ☐ No

- ¿Cuenta usted con una persona que le pueda ayudar dándole información importante, por ejemplo, sobre alguna enfermedad, algún problema, o algo que no sepa resolver?

    ☐ Sí   ☐ No

Si tiene pareja:

¿Se siente cercana a su pareja y con confianza para platicarle y ser escuchada?

☐ Sí   ☐ No

                              ☐ No tiene pareja

Historia infantil

Ahora veamos cómo fue su niñez:

- ¿Podría decirme cómo fue su infancia en términos de felicidad o si hubo muchas situaciones difíciles o traumáticas (pídale ejemplos o que le cuente algunas situaciones)?

_____

_____

_____

- ¿Antes de los 11 años sufrió usted la separación o muerte de su **madre**?

    ☐ Sí   ☐ No

- Especifique, por favor _____

    (muerte, abandono, otros)

- ¿A qué edad?

- ¿Antes de los 11 años sufrió usted la separación o muerte de su **padre**?

  ☐ Sí   ☐ No

- Especifique, por favor _____
  (muerte, abandono, otros)

- ¿A qué edad?

- Antes de los 17 años alguna vez:

	Muy frecuente	Poco frecuente	No
Recibió golpes	☐	☐	☐
Recibió amenazas o insultos	☐	☐	☐

En caso de que en alguna de las respuestas anteriores haya sido **muy frecuente**, solicite a la entrevistada que le indique por parte de quién.

  ☐ Papá   ☐ Mamá   ☐ Hermanos(as)

  ☐ Tíos/abuelos   ☐ Pareja   ☐ Otros

- ¿Desde qué edad?

- Le voy a preguntar sobre algo que le ocurre mucho a las mujeres, pero de lo que hablan poco porque creen que son un caso particular.

- ¿Antes de los 17 años alguna persona la molestó o se le acercó con propósitos sexuales, sin que usted quisiera?

  ☐ Sí   ☐ No

(Si contestó No, pase a Sucesos adversos)

- En caso de que la respuesta anterior fuera Sí, pregunte:

- ¿Podría ser más específica respecto a qué pasó, a qué edad, quién fue el perpetrador y a quién acudió o le contó?

_____

_____

_____

_____

- ¿Qué tan traumático fue este evento para usted (o qué tanto le afectó)?

_____

_____

_____

_____

Sucesos adversos

- A continuación le voy a leer una lista de problemas con los que a veces se enfrenta la gente. Le voy a pedir que me diga si ha tenido este problema en los últimos seis meses, y si es así, ¿qué tanto le ha molestado, disgustado o le ha producido angustia o tristeza?

(Recuerde en cada pregunta repetir "en los últimos seis meses", y si así ha ocurrido, ¿qué tanto le ha molestado, disgustado o producido angustia o tristeza?)

			Si su respuesta es sí:			
			1	2	3	4
En los últimos 6 meses:	Sí	No	Nada	Muy poco	Moderado	Mucho
¿Ha padecido la muerte de su pareja, esposo/familiar cercano? ¿Quién? _____	☐	☐	☐	☐	☐	☐
¿Ha vivido la enfermedad de un familiar cercano?	☐	☐	☐	☐	☐	☐
¿Ha tenido cambios en la frecuencia en que ve a sus familiares o amigos (ve menos a la gente que quiere o más a la que no quiere)?	☐	☐	☐	☐	☐	☐
¿Ha habido jubilación, desempleo o pérdida del trabajo?	☐	☐	☐	☐	☐	☐
¿Ha tenido problemas legales?	☐	☐	☐	☐	☐	☐
¿Ha ocurrido alguna separación familiar, por ejemplo, hijos que se casan, etcétera?	☐	☐	☐	☐	☐	☐

			Si su respuesta es sí:			
			1	2	3	4
En los últimos 6 meses:	Sí	No	Nada	Muy poco	Moderado	Mucho
¿Ha habido cambios en la forma de comportarse de un familiar, por ejemplo que se enoje más, o que no le haga caso ahora, etcétera?	☐	☐	☐	☐	☐	☐
¿Ha tenido dificultad en la educación de los hijos?	☐	☐	☐	☐	☐	☐
¿Ha tenido dificultades con otros parientes? (no pareja o hijos)	☐	☐	☐	☐	☐	☐
¿Ha padecido de problemas económicos serios?	☐	☐	☐	☐	☐	☐
¿Ha habido alcoholismo o drogadicción de alguno de los hijos?	☐	☐	☐	☐	☐	☐
¿Ha recibido amenazas, insultos o golpes de su pareja?	☐	☐	☐	☐	☐	☐

- ¿Hubo alguna situación o problema que ocurriera antes de los últimos seis meses que aún le afecte mucho?

      ☐ Sí   ☐ No

- Si es así, ¿cuál?

Fin de la entrevista

Conclusiones

• En esta sección puede anotar algunas de las conclusiones de la entrevista.

1. Aceptada al taller (u orientación)

☐ Sí   ☐ No   (Si no es aceptada, pase a la pregunta tres)

2. Es aceptada y referida simultáneamente a tratamiento

☐ No es referida

_____

☐ Sí. ¿Adónde?

_____

☐ Sí. ¿Con qué especialista?

_____

3. Motivo de exclusión

☐ a. Menor de 20 o mayor de 45 años

_____

☐ b. No sabe leer

_____

☐ c. Intento suicida, depresión muy severa o incapacitante

_____

☐ d. Enfermedad grave

_____

☐ e. Adicción a sustancias

_____

☐ f. Trastorno bipolar

_____

4. Procedimiento de reclutamiento

a. Referencia médica, psicológica, psiquiátrica, trabajo social

_____

b. Autorreferencia por algún medio de promoción

☐ Folleto   ☐ Cartel

c. La recomendó alguna amiga/pariente

_____

5. Observaciones:

_____

_____

_____

_____

2. Evaluación posterior

Aspectos generales

Esta entrevista se realizará a los quince días (y puede repetirse a los tres meses) aproximadamente de haber concluido el programa o la orientación.

Los objetivos de esta evaluación son los siguientes:

- Obtener retroalimentación sobre la efectividad del programa u orientación para mejorarlo.
- Obtener información sobre la efectividad del programa u orientación en cuanto a la disminución de síntomas en la escala de trastornos emocionales.
- Canalizar a un especialista a quien se considere pertinente, debido a que no ha mostrado mejoría o han vuelto a aparecer los síntomas.

Clima de la evaluación

Es importante que la persona no se sienta evaluada, sino que haya un genuino interés de su parte por obtener información acerca de la condición actual de la participante, así como información sobre el taller (u orientación) en sí. Para esto, desarrolle la entrevista de manera informal, intercalando preguntas y comentarios que surjan espontáneamente.

Entrevista posterior al taller y a la orientación individual

Entrevistadora:

Fecha de la entrevista:

Evaluación del programa

1. ¿Tuvo alguna influencia sobre sus problemas o sobre su forma de ver la vida el hecho de que usted haya participado en el taller (u orientación)?

☐ Ninguna influencia

(Pase a la pregunta 2)

☐ Alguna influencia

(Pase a la pregunta 3)

☐ Gran influencia

(Pase a la pregunta 3)

☐ Influencia negativa

(Pase a la pregunta 3)

2. ¿Podría decir por qué no?

_____

_____

_____

3. ¿Me podría decir por qué y explicarme cómo influyó?

_____

_____

_____

4. ¿Qué fue lo que más le sirvió del taller (u orientación)?

_____

_____

_____

5. ¿Qué fue lo que menos le sirvió del taller (u orientación)?

_____

6. ¿Qué nos sugeriría para mejorar el taller (u orientación)?

7. Respecto a la persona que condujo el taller (u orientación), ¿qué aciertos y desaciertos observó usted?

Aciertos

Desaciertos

• Ahora le voy a preguntar en relación con las actividades que usted ha desarrollado después de su participación en el taller (u orientación).

1. ¿Leyó el libro por su cuenta?

☐ Sí

¿Qué partes?

☐ No

¿Podría decir por qué no?

2. ¿Cuánto tiempo a la semana dedicó a la lectura?

_____

3. ¿Se dio un tiempo cada semana para usted?

☐ Sí   ¿Cuánto? _____

☐ No   ¿Por qué no? _____

(Si no, pase a la pregunta 5)

4. ¿Qué hizo en ese tiempo?

_____

_____

_____

5. ¿Utilizó su libreta para escribir?

☐ Sí   ¿Cuánto tiempo? _____

☐ No   ¿Por qué no? _____

6. ¿Platicó con alguien sobre sus problemas?

☐ Sí   ¿Con quién? _____

                                ¿Cuántas veces? _____

☐ No   ¿Por qué no? _____

7. ¿Tiene problemas actualmente?

☐ Sí   ☐ No

8. Si tiene problemas actualmente, mencione cuáles son los principales.

Trastornos emocionales (síntomas de depresión y ansiedad)[10]

• Por favor, ¿puede decirme qué tanto del tiempo en los últimos 15 días se ha sentido de la siguiente manera?

---

[10] Berwick D.M., Murphy J.M., Goldam P. A., Ware J.E., Barsky J., Weinstein M.C., *Performance of a Five-Item Mental Health Screening Test.* Medical Care, February, 1991, vol. 29., núm. 2. pp. 169-176. Validez concurrente en población mexicana, obtenida por Lara y cols. (sin publicar).

Lara, MA., Navarro, C., Mondragón, L. Rubí, NA., Lara MC. (2002), "Validez y confiabilidad del MHI-5 para evaluar la depresión de mujeres en el primer nivel de atención", revista de *Salud mental*, vol. 25, núm. 6., 13-20.

	Todo el tiempo	La mayor parte	Una buena parte	Una parte del tiempo	Un poco del tiempo	Nada
• Ha estado muy nerviosa	☐ 6	☐ 5	☐ 4	☐ 3	☐ 2	☐ 1
• Se ha sentido calmada y en paz	☐ 6	☐ 5	☐ 4	☐ 3	☐ 2	☐ 1
• Se ha sentido triste y melancólica	☐ 6	☐ 5	☐ 4	☐ 3	☐ 2	☐ 1
• Se ha sentido tan abatida que nada la puede animar	☐ 6	☐ 5	☐ 4	☐ 3	☐ 2	☐ 1
• ¿Se ha sentido feliz?	☐ 6	☐ 5	☐ 4	☐ 3	☐ 2	☐ 1

Suma de la escala _____

(obtenga la suma de los 5 reactivos)

Si la puntuación es superior a 17, haga la recomendación a la mujer entrevistada de que busque ayuda adicional, pero si lo considera adecuado, ofrézcale una cita posterior para dar seguimiento a su proceso de cambio. Si considera que la entrevistada requiere de ayuda especializada adicional, aunque tenga menos de 17 puntos, sugiérale que la busque, o bien, proporciónele los datos de los lugares a donde puede acudir.

Motive a la participante a que continúe con los ejercicios sugeridos, ya que sólo de esa manera podrá mantener los cambios logrados. Felicítela por sus cambios. Anímela a seguir adelante.

Anote sus dudas y comentarios:

_____

_____

_____

_____

Anexo B
Folleto/cartel

Muchas mujeres sabemos que:

Es difícil
ser mujer

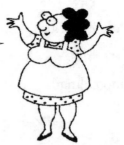

ILUSTRACIONES: C. PEGO

… y mucho más cuando sentimos depresión, conflictos con nuestra pareja, familia o hijos y cuando enfrentamos dificultades o enfermedades, problemas económicos o de salud.

Durante las últimas semanas:

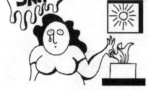

ILUSTRACIONES: C. PEGO

✓ ¿Te has sentido triste o desganada?
✓ ¿Has perdido interés por las cosas que antes te interesaban?
✓ ¿Has tenido problemas para dormir?
✓ ¿Has sentido intranquilidad o angustia?
✓ ¿Te has sentido cansada?
✓ ¿Te has sentido con culpas, impotente o inútil?
✓ ¿Tienes dificultad para concentrarte?
✓ ¿Has pensado mucho en la muerte?

Si has experimentado la mayoría de estos síntomas, es posible que éstes

DEPRIMIDA

Hay muchas formas de salir de la depresión.

• Recibirás información sobre la depresión y qué la causa.
• Encontrarás material que te ayudará a encontrar soluciones a tus problemas.

Información en:

Las siguientes situaciones también llevan a la depresión:

1. Haber tenido un padre o madre adicto al **alcohol** o a las **drogas**.
2. Que nuestros **padres** hayan padecido depresión.
3. Haber perdido a nuestra madre en la **niñez**.
4. Haber recibido **maltrato** (insultos, amenazas o golpes durante la **infancia**).
5. Haber sido **molestada**, hostigada **sexualmente** o violada, sobre todo en la niñez y la adolescencia.
6. Vivir con una **pareja** que padece de **alcoholismo** o drogadicción.
7. Ser víctima de **violencia,** ya sea verbal, física, o sexual por parte de la pareja

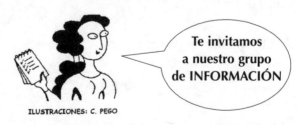

ILUSTRACIONES: C. PEGO

Te invitamos
a nuestro grupo
de INFORMACIÓN

Anexo C
Recordatorios

Recordatorio uno:

Yo importo, por eso me doy tiempo a mí misma.

Recordatorio dos:

*Realizar actividades que me gustan me hace sentir valiosa
y mejora mi estado de ánimo.*

Recordatorio tres:

*Con amor trato de entender mis experiencias de niña, de
adolescente y actuales. Así comprendo mejor mi forma
de ser y aprendo a aceptarme y quererme.*

Recordatorio cuatro:

Puedo dejar atrás la tristeza y el enojo.

Recordatorio cinco:

Me gustaría ser una mujer...
_____.

Recordatorio seis:

Veo el lado positivo a mis problemas.

Recordatorio siete:

Amarme a mí misma significa:
Saber recibir.
Exigir ser tratada con respeto.
Darme el trato que doy a los demás.
Perdonar mis errores.
Buscar mi bien.
Tenerme paciencia, tolerancia y cariño.
Si no me amo no puedo amar a otros.

Recordatorios ocho:

No puedo controlar todo lo que me sucede.

Sólo puedo resolver una parte de mis problemas.

Estoy exagerando algo que no tiene mucha importancia.

Bibliografía

Batres Méndez, Gloconda. *La perspectiva de género como modelo de análisis de la violencia familiar y el consumo de alcohol y otras drogas.* Reunión del grupo de consulta sobre el impacto del abuso de drogas en la mujer y la familia. Directora del Programa Regional de Capacitación en Violencia Doméstica. Instituto Latinoamericano de Naciones Unidas para la Prevención del Delito y Tratamiento del Delincuente (ILANUD).

Bebbington, P. (1996). *The origins of sex differences in depressive disorder: bridging the gap. International Review of Psychiatry.* 8, 295-332.

Berenzon, S., Medina-Mora, M.E., López, E.K. & González, J. (1998). "Prevalencia de trastornos mentales y variables asociadas en cuatro comunidades del sur de la ciudad de México". *Revista Mexicana de Psicología, Mexican Journal of Psychology*, 15(2), 177-185.

Burin, M., Moncarz, E. y Velázquez, S. (1990). *El malestar de las mujeres. La tranquilidad recetada.* México: Paidós.

Caraveo, J. Medina-Mora; M.E., Rascón, M.L., Villatoro, J., Martínez-Vélez, A., Gómez, M. (1996). "La prevalencia de los trastornos psiquiátricos en la población urbana adulta en México". *Salud Mental, 16*(3), 14-21.

Casi Casanellas, A. (2001). *Tabaquismo.* Salud Global. Año I, número 2.

Centros de Integración Juvenil (2004). Información epidemiológica del total de pacientes de primer ingreso a tratamiento a CIJ. México.

Desjarlais, R., Eisenberg, L. Good, B., Kleinman, A. (1995). *World Mental Health. Problems and Priorities in Low-Income Countries.* Oxford University Press, Nueva York.

DIF. Sistema para el Desarrollo Integral de la Familia. (1997). *La perspectiva de género: una herramienta para construir equidad entre hombres y mujeres.* México.

Dowrick, C., Casey, P., Dalgard, O., Hosmand, C., Lethinen, V., Vázquez-Barquero, J.L., Wilkinson, G and the Odin Group. (1998). "Outcomes of Depression International Network (ODIN)". Background, methods and field trials. *British Journal of Psychiatry*, 172, 359-363.

Instituto Nacional sobre el Abuso de Alcohol y Alcoholismo. *Alcohol. Un tema de salud de la mujer.* Departamento de Salud y Recursos Humanos de Estados Unidos. Institutos Nacionales de Salud.

http://www.niaaa.nih.gov/publications/WomenSpanish/images/women-cover.gif

Jenaway, A. and Paykel, E.S. (1997). *Life Events and Depression.* En: Honig, A. and Van Praag H.M. Depression Neurobiological, psychopathological and therapeutic advances. Clinical and Neurobiological Advances in Psychiatry. 279-296.

Kathol, R., Katon, W., Smith, G.R., Petty, F., Triverdi, M., Rush, A.J. (1994). "Guidelines for the diagnosis and treatment of depression for primary care physicians. Implications for consultation-liaison psychiatrist". *Psychosomatics*, 35 (1) 1-12.

Katon, W., Robinson, P., Von Korff, M., Lin, E., Bush, T., Ludman, E., Simon, G. y Walker, E. (1996). *A multifaceted intervention to improve treatment of depression in primary care.* Archive General of Psychiatry, 53, 924-932.

Lara, C.M.A. (1993) *Inventario de Masculinidad y Femineidad.* IMAFE. México: El Manual Moderno.

———, (1991). "Masculinidad-Feminidad y Salud Mental. Importancia de las características no deseables de los roles de género". *Salud Mental*, 14 (1), 12-18.

Lara, M.A., Acevedo, M., López, E.K. y Fernández, M. (1993a). "La salud emocional y tensiones asociadas a los papeles de género en las madres que trabajan y en las que no trabajan", *Salud Mental*, 16 (2), 13-22.

———, (1998) *Investigación sobre trabajo femenino y salud: avances y propuestas.* En: Figueroa, J.G. (Comp.). La condición de la mujer en el espacio de la salud. Programa Salud Reproductiva y Sociedad y Centro de Estudios Demográficos y de Desarrollo Urbano de El Colegio de México. 131-154.

———, Acevedo, M. (1994). Mujer, trabajo y salud mental: evaluación de la retroalimentación de los resultados de una investigación a los sujetos participantes. Salud Problema, 4, 45-49. Universidad Autónoma Metropolitana-Xochimilco.

———, Acevedo, M., Luna, S., Weckmann, C., Villarreal, A.L. y Pego, C. (1996b). *¿Es difícil ser mujer? Una guía sobre depresión.* Instituto Mexicano de Psiquiatría e Instituto Latinoamericano de la Comunicación Educativa. Editorial Pax México, México, 2000.

———, Mondragón, L. Rubí N.A. (1999). "Un estudio de factibilidad sobre la prevención de la depresión en las mujeres". *Salud Mental*, 22 (4), 41-48.

———, Acevedo, M, Luna, M.S. (2001) *Guía didáctica para el trabajo del material educativo. ¿Es difícil ser mujer? Una guía sobre depresión.* Editorial Pax México, México.

———, Navarro C., Rubí N.A., Mondragón, L. (2003a). "Outcome of two levels of intervention in low-income women with depressive symptoms". *American Journal of Orthopsychiatry*, vol. 73, núm. 1, 35-43.

———, Navarro C., Rubí N.A., Mondragón, L. (2003b) *Two levels of intervention in low-income women with depressive symptoms.* Compliance and programme assessment. International Journal of Social Psychiatry, 49 (1), 43-57.

————, Navarro, C., Navarrete, L., Mondragón, L., Rubí, N.A. (2003c). "Seguimiento a dos años de una intervención psicoeducativa para mujeres con síntomas de depresión". *Salud Mental*, 6 (3), 27-36.

McGrath, E., Keita, G., Strickland, B; Russo, N. (1990). *Women and depression. Risk factors and treatment issues.* Final report of the American Psychological Association's National Task Force on Women and Depression.

Medina-Mora M.E., Tapia R, Mariño M.C., Juárez F, Villatoro J., Caraveo J., Gómez M. (1992). *Trastornos emocionales en una población urbana mexicana, resultados de un estudio nacional.* Anales del Instituto Mexicano de Psiquiatría, 3, 48-55.

————, (2002). *La mujer y el abuso de bebidas alcohólicas en México.* En: Lara, Ma. Asunción y Salgado de Zinder, V. Nelly (compiladoras). *Cálmese, son sus nervios, tómese un tecito… La salud mental de las mujeres mexicanas.* Editorial Pax México, México.

Monroe S., Depue R. Life Stress and Depression. En: Becker, J., Kleinman, A. (1991). *Psychosocial Aspects of Depression.* Lawrence Erlbaum Associates, Publishers. Hillsdale, New Jersey and London.

Murray, C.J.L., López, A.D. (1996). *The global burden of disease. A comprehensive assessment of mortality and disability from disease, injuries, and risk factors in 1990 and projected to 2020.* Harvard University Press, World Health Organization and The World Bank.

Muñoz, R.F., Ying, Y. (1993). *The prevention of depression. Research and practice.* Johns Hopkins University Press. Baltimore and London./Washington, D.C., Hemisphere Publishing.

National Institute on Drug Abuse. *Mujeres y abuso de drogas.* http://alcoholism.about.com/gi/dynamic/offsite.htm?zi=1/XJ&sdn=alcoholism&zu=http%3A%2F%2Fwww.nida.nih.gov%2FWomen-Drugs%2FWomen-DrugAbuse1.html

National Institute on Drug Abuse. InfoFacts *Métodos de tratamiento para la mujer.*

O'Keane, V. (2000). "Evolving model of depression as an expression of multiple interacting risk factors". *British Journal of Psychiatry*, 177, 482-483.

Padgett D.K., Ph.D. (1997). *Women's Mental Health: Some Directions for research.* American Orthopsychiatric Association. 67 (4), 522-534.

Piccinelli, M. y Gomez Homen, F. (1997). *Gender differences in the epidemiology of affective disorders and schizophrenia.* Division of Mental Health and Prevention of Substance Abuse. Geneva, World Health Organization.

Reus, V.I. (1989). *Trastornos afectivos.* En Goldman H. Psiquiatría General. 2a. ed. El Manual Moderno.

Romero-Mendoza, Martha P. y Díaz Martínez y Alejandro (2002). *Ciclo vital femenino y abuso de sustancias piscoactivas.* En: Lara Ma. Asunción y Salgado de Snyder, V. Nelly (compiladoras). *Cálmese, son sus nervios, tómese un tecito... La salud mental de las mujeres mexicanas.* Editorial Pax México, México.

Secretaría de Salud. Instituto Nacional de Estadística, Geografía e Informática (2002). *Encuesta Nacional de Adicciones. Tabaco, alcohol y otras drogas.* México, CONADIC.

Seligman, M.E.P, Schulman, P., DeRubeis, R.J., Hollon, S.D. (1999). *The prevention of depression and anxiety. Prevention and treatment,* 2 pre 0020008a.html.

Souery, D. Lipp, O., Mahieu, B. and Mendlewicz, J. *Advances in the Genetics of Depression.* En: Honig, A. and Van Praag H.M. (1997). Depression Neurobiological, Psychopathological and Therapeutic Advances. Clinical and Neurobiological Advances in Psychiatry, 297-310.

The World Health Report (2001). *Mental Health: New Understanding, New Hope.* WHO.

Acerca de las autoras

María Asunción Lara

Doctora en ciencias del programa de maestría y doctorado en Ciencias Médicas Odontológicas y de la Salud, de la Facultad de Medicina de la UNAM; maestra en psicología aplicada y en psicología clínica en las Universidades de Aston y de Surrey, en Inglaterra.

Jefa del departamento de Modelos de Intervención del Instituto Nacional de Psiquiatría, Ramón de la Fuente Muñiz.

Investigadora en ciencias médicas "E" de los Institutos Nacionales de Salud. Investigadora nacional nivel 2 del Sistema Nacional de Investigadores.

Docente y tutora del posgrado en Salud Mental Pública de la Facultad de Medicina de la UNAM y tutora del programa de posgrado de psicología de la UNAM.

Ha participado en 71 congresos y simposio; es autora de 60 publicaciones científicas nacionales e internacionales, 14 capítulos en libros, tres libros y dos manuales.

Su campo de interés es la investigación social en salud mental, principalmente la depresión en mujeres. Ha desarrollado y evaluado una estrategia de intervención para la prevención de la depresión en las mujeres, así como una estrategia de diseminación para capacitar diversos profesionales en la aplicación de esta estrategia.

María del Socorro Luna

Licenciada en psicología por la Universidad Nacional Autónoma de México, estudios de maestría en docencia universitaria en la Universidad La Salle. Se ha especializado en los campos de la comunicación educativa y educación a distancia.

Colabora actualmente en el Instituto Nacional de Psiquiatría Ramón de la Fuente Muñiz en actividades relacionadas con el diseño y operación de las capacitaciones presencial y a distancia para profesionales de la salud mental en el *Programa de Intervención Psicoeducativa para mujeres que presentan depresión*; además, ha colaborado con otras instituciones como la Asociación Nacional de

Universidades de Educación Superior (ANUIES), el Instituto Poli-
técnico Nacional, el Instituto Latinoamericano de la Comunicación Educativa, la Universidad del Valle de México, entre otras
instituciones, para el diseño y operación de programas de educación a distancia.

Es coautora del libro: *¿Es difícil ser mujer? Una guía sobre depresión*, y del manual dirigido a los facilitadores para la aplicación de
la intervención.

Maricarmen Acevedo

Licenciada en psicología y especialista en "Psicoterapia de grupo
en instituciones" por la UNAM; como estudiante recibió la medalla
Gabino Barreda en dos ocasiones (por sus estudios de licenciatura
y posgrado) y la presea Diario de México en 1990.

Se ha desempeñado como investigadora en la UNAM y en el Instituto Nacional de Psiquiatría Ramón de la Fuente Muñiz en las
líneas: control de angustia por bioretroalimentación, instrumentos
de medición de la personalidad, trabajo materno y su efecto en la
salud de los niños, salud reproductiva de la mujer, educación para
la salud, salud mental en las mujeres que trabajan y depresión fe-
menina.

De 1994 a 2004 formó parte del cuerpo docente de la Universidad Intercontinental, donde impartió cátedra en las facultades de
psicología y pedagogía, tanto en el sistema escolarizado como en
el de universidad abierta. Por su desempeño recibió un reconocimiento a la mejor evaluación docente agosto-diciembre de 1995 y
enero-junio de 1996. Su especialidad dentro de la docencia es la
investigación y la psicología clínica.

Imparte cursos en el Programa Universitario de Investigación
en Salud de la UNAM para temáticas relacionadas con la metodolo-
gía de la investigación y el análisis de datos, desde 2003 a la fecha.
Desde 1998 capacita psicólogas como facilitadoras de un curso
psicoeducativo para mujeres que sufren depresión, en forma presencial, por medio de videoconferencias o en línea.

A partir de enero de 2007, imparte cátedra en la Universidad
Cuauhtémoc Campus Aguascalientes en la carrera de Psicología en
asignaturas relacionadas con la práctica clínica y la investigación.
Desarrolló un sistema automatizado de "Evaluación e interpreta-

ción automatizadas del inventario multifásico de la personalidad de Minnesota (MMPI)". Se desempeña en la práctica privada desde 1991, con la orientación de psicoterapia breve de corte psicoanalítico.

Ha participado como ponente en 23 coloquios, congresos y conferencias en México y en el extranjero, al igual que en 14 congresos como asistente, y en 21 cursos de diversas temáticas relacionadas con la psicología clínica y la psicoterapia.

Ha sido autora o coautora de 25 artículos de investigación en revistas tanto nacionales como internacionales, desde 1994 ha fungido como dictaminadora de diversos artículos de la Revista Mexicana de Psicología, ha publicado 4 capítulos en libros del Colegio de México, es coautora del libro: *¿Es difícil ser mujer? Una guía sobre depresión.*

Esta obra se terminó de imprimir
en septiembre de 2009, en los Talleres de

IREMA, S.A. de C.V.
Oculistas No. 43, Col. Sifón
09400, Iztapalapa, D.F.